大国医讲了你才懂

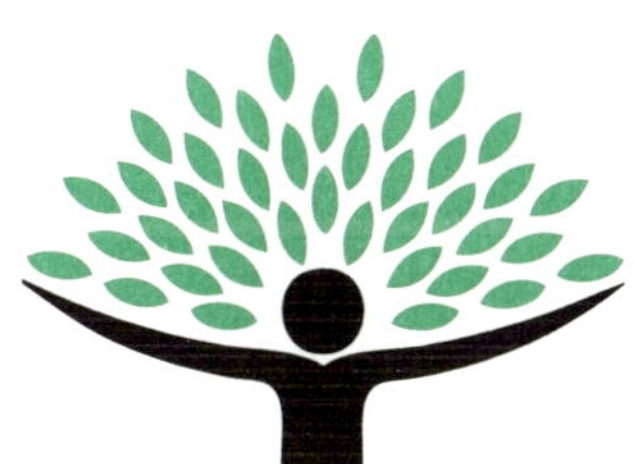

沈绍功 著

湖南科学技术出版社 博集天卷 CS-BOOKY

图书在版编目（CIP）数据

大国医讲了你才懂 / 沈绍功著. -- 长沙：湖南科学技术出版社, 2017.3
ISBN 978-7-5357-9206-8

Ⅰ. ①大… Ⅱ. ①沈… Ⅲ. ①保健—基本知识 Ⅳ. ①R161

中国版本图书馆CIP数据核字（2017）第025291号

上架建议：生活◎大众健康

DAGUOYI JIANGLE NI CAI DONG
大国医讲了你才懂

著　　者：沈绍功
出 版 人：张旭东
责任编辑：林澧波
监　　制：蔡明菲　潘　良
策划编辑：李彩萍
特约编辑：蔡文婷
项目策划：汉时传媒 www.hs-read.com
营销编辑：李　群　张锦涵
封面设计：刘红刚
版式设计：李　洁
出版发行：湖南科学技术出版社
（湖南省长沙市湘雅路276号　邮编：410008）

网　　址：www.hnstp.com
印　　刷：三河市文通印刷包装有限公司
经　　销：新华书店
开　　本：889mm × 1194mm 1/16
字　　数：210千字
印　　张：16.5
版　　次：2017年3月第1版
印　　次：2017年3月第1次印刷
书　　号：ISBN 978-7-5357-9206-8
定　　价：38.00 元

质量监督电话：010-59096394
团购电话：010-59320018

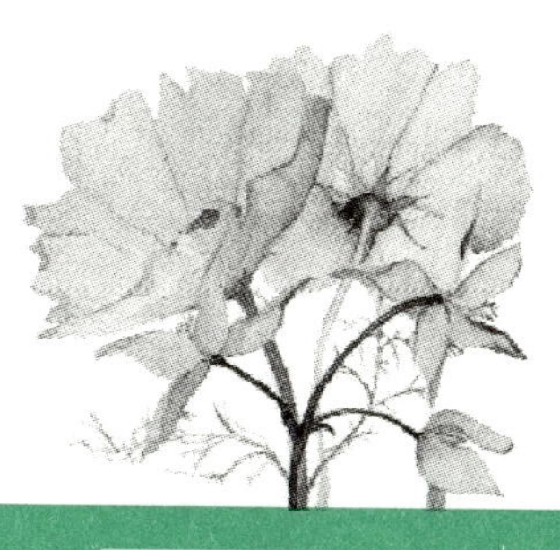

目 录
Contents

Chapter Two

第二章

② 五脏六腑的病，管不住自己你赖谁？

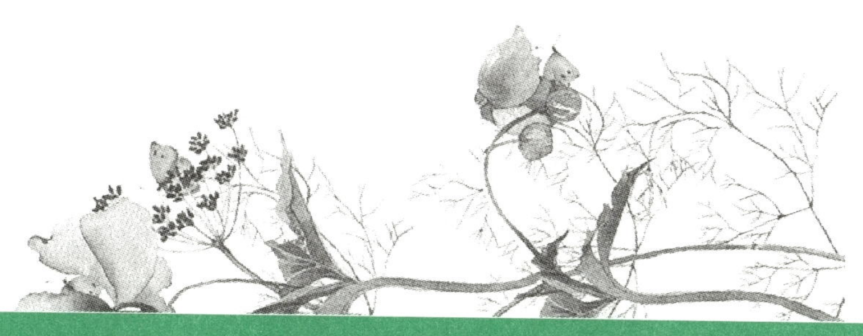

目 录

Contents

Chapter Three

3 第三章 家有遗传史，你还不注意吗？

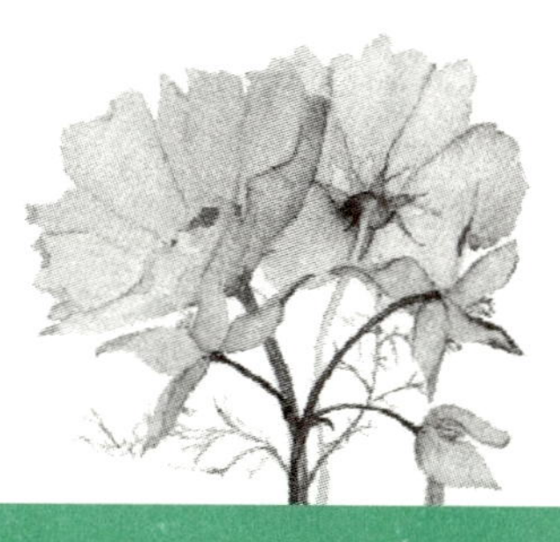

目录

Contents

Chapter Four 第四章

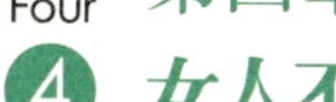

女人不注意的事儿，变成了难言的那点儿事儿

Chapter Five 第五章

5 儿童需要格外看护，父母尽量别犯错

沈氏女科的传承

序
Preface

防治未病才能不得病

无论是在门诊中还是生活中，总有人问我："沈老，您都快 80 了，身体还那么棒，气色也好，是不是有什么独家的养生秘诀？能不能教给我们两招儿？"还有些朋友很有想象力，觉得我们中医一定有只给自己吃的"传家宝"，因此总有人向我寻求他们臆想中的"灵丹妙药"。

我经常笑着对他们说："秘诀不是没有，不是靠什么'灵丹妙药'，其实最重要的还是要靠日常的养生。"

这句话是我的心里话。我们中医和大多数人都一样，也吃五谷杂粮，偶尔也会生个小病，只不过我们会通过养生保健的方式，来维持自己身体的阴阳平衡，呵护自己的五脏六腑，调整自己的心态和情绪，让自己远离大病，延年益寿。说白了，就是通过养生的方式来"防治未病"。

凡事都是因果关系。从医学上看，病是什么？病就是"果"，你长期的错误习惯和生活方式是"因"。没有那个"因"，也就不会结出生病的"果"。是不是这样？简单地说，如果你今天睡觉时被风吹着肚子了，第二天你就会拉稀，这是很明显的因果关系。

但是有一些因果关系并不明显，或者很多人根本没注意到，这就是我在这本书里要讲的。你在生活中养成了种种习惯，这些习惯就像潜伏在身体里的毒素，一天两天看不出来，但是日久天长，毒素越来越多的时候，就发展成了病。难治的慢性病、妇科病、癌症等很多病都是这样来的。

还有一些人，明明知道有些饮食习惯、生活方式不好，不适合自己，却把控不住自己，这就是在“找病”。我常说“你不找病，病不找你”，就是这个意思。“防治未病”其实就是让各位把生病的“因”去掉，让你真正从源头之处远离疾病。

自沈氏女科创立以来，历代传人都讲究“防治未病”的养生之道，在看病救人之余，不遗余力地向社会大众传递这种正确的养生观念，也收到了很好的反馈，建立了很好的口碑。

为何“防治未病”有如此突出的效果？大家要从两个方面来看：一方面，“防未病”的重点在于通过养生手法来调理身体，保持身体的气血畅通、阴阳平衡、五脏强健，只有保持良好的身体状态，才能有强大的抵抗力来对抗疾病的侵袭。

另一方面，“治未病”的重点在于通过养生的手段来预防疾病的发生。例如，肝气郁结的女性，表面上看只是肝气不顺、郁结于肝，但是从长远来看，长期肝气郁结会导致乳腺增生甚至癌症的发生，一旦到那个时候，病就变得十分难治了。长远来看，养生保健亦有“治未病”的功效。

中医养生就是这样，道理并不难懂，只要认真读、好好学、多练习，就能学到不少中医养生的原理和方法，体会到祛病强身、延年益寿的快乐。

中医有几千年的历史，博大精深，中医养生的方法有很多种，包含食疗食补、推拿刮痧、针灸艾灸、意疗体疗等多种方式，针对性强，既安全又有效，对人的副作用小，这是全世界公认的。

每年，我都能接触到来自世界多个国家的、来学习中医的学生，他们本着兴趣而来，却在这里发现了中医惊人的效果，相信他们会把中医发扬光大，造福全世界的人民。

所以，我常常对我的患者朋友以及身边的亲朋好友说："你与其等到自己生了病再去医院排队就医，不如多想想我如何才能不生病。其实做法很简单，就是平时跟着中医来学一些养生保健的方法，防治未病，强身健体，这才是让你真正远离疾病的关键所在。"

沈氏女科的全称是上海大场枸橘篱沈氏女科，从明朝初期至现在，世代悬壶济世，传承21代，至今已有600余年的历史。从第18世传人沈祥之先生起，沈氏女科在保持治疗女子疾病这一强项之外，扩大了治疗范围，男女均治，涵盖儿科、外科、肿瘤、皮肤、骨科、肛肠、五官等各科，已发展成为全科中医。

在这本书里，我根据自己的经验，向各位读者讲解了诸多疾病的成因及预防之道，并把沈氏女科600多年来积累的一些经验和养生方法送给大家。希望我的这本书，能帮助大家从错误的生活方式中走出来，对健康多一分的关注，你将会收到十分的回报。

我相信现在的人都追求工作好、形象好、学习好、家庭好、感情好、朋友好，但没有身体健康的保障，其他再好也像沙子堆成的城堡，一碰就倒。

沈氏女科第19代传人

中国中医科学院主任医师

国务院政府特殊津贴享受者

沈绍功

大国医讲了
你才懂

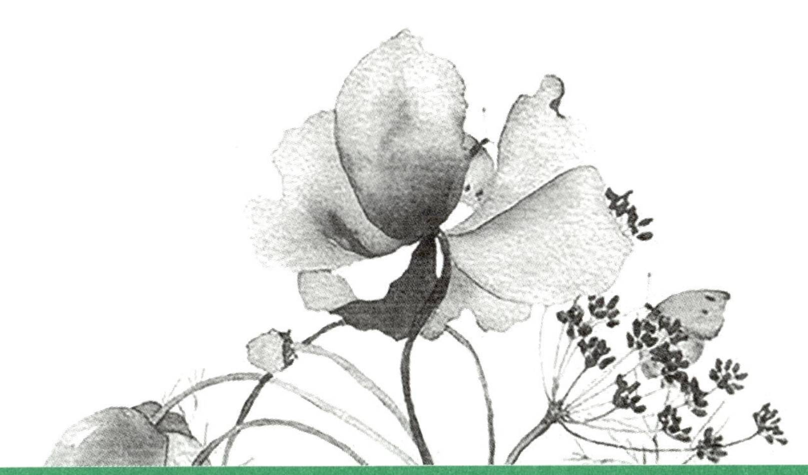

第一章

现在的人，为何疾病缠身？

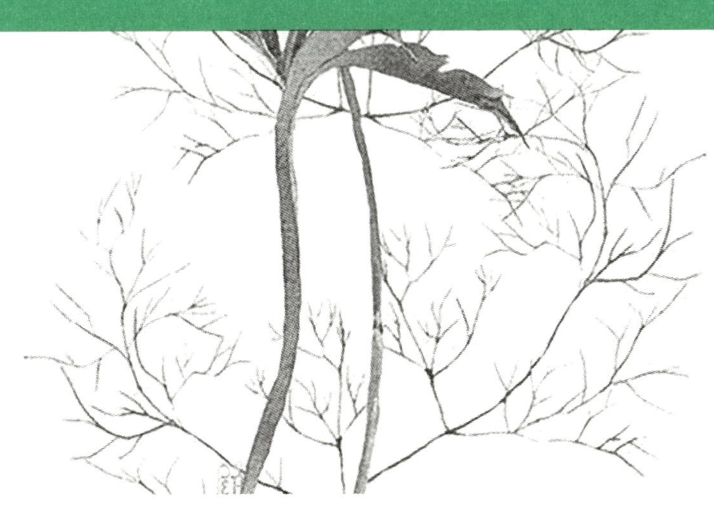

病，大多数都是你自找的

现在的人，吃得好、玩得好，各种生活条件都好了，医疗技术水平也先进得多了，本该活得更健康，但事实却并不是这样。从医50多年，我的感觉是现代人的健康水平越来越差，甚至可以说是“疾病缠身”。

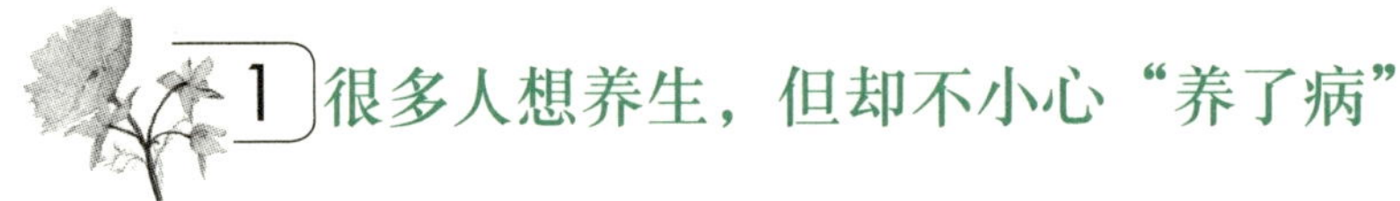

1 很多人想养生，但却不小心“养了病”

现如今，养生已经成为社会大众的热门话题，不仅中老年人对预防保健如数家珍，能随口说出一些古今名方，好多年轻人也开始讲求科学饮食锻炼，将养生列入自己的日程安排之中，有点儿“全民养生”的感觉。

但是您可知道，很多人自以为是在养生，其实却是在“养病”。

举个例子您可能更好理解。有个很受老百姓欢迎的养生节目，曾推出一款以薏米来祛湿健脾的食疗方，效果非常好。但这并不代表所有人喝了都有效，我就遇到过一个不适合的案例。

我的这位患者是个中年女性，她描述说自己最近经常胃胀，尤其是晚饭后更严重，时不时还头晕，大便稀。我看了看她的舌头，舌苔白而水滑，右手脾胃脉沉滑，这是脾胃虚寒，水湿停于胃。询问之后我得知，一个月前她婆婆看了这个养生节目的薏米食疗法，之后就每天熬薏米粥，这位女士心想婆婆难得这么疼自己，那就多喝点儿吧，但没想到婆婆的好意却适得其反。

其实薏米生用是偏寒凉的，这位女士本来就脾胃虚寒，吃了生薏米岂不是寒上加寒、雪上加霜！我给她开了一剂苓桂术甘汤，并劝她暂时不要喝薏米粥，以后想喝也一定要用炒薏米，炒过的薏米就不会那么凉了。

前两天有位中年男士来找我，进门一看架势就是位大老板，他说他的问题是觉得浑身没劲儿，最让他想不通的是吃了那么多补药，反而更难受了。高丽野山参、北海道海参、青海虫草、东北人参……补药吃遍了也没见一点儿好转。我看他面色黄暗发黑，舌苔白腻，脉沉滑。这说明他的病并不是因为虚导致的，而是因为湿，中医讲“脾主肌肉”，湿阻碍了脾的运化，他自然会浑身没劲儿。

这位老板每天大酒大肉，再加上各种上好的补品，不仅没补进去，还对脾胃造成了极大的负担，脾运化无力就生湿，湿堆积起来又妨碍脾，最终成了恶性循环。中医讲“闭门留寇”就是这个道理，湿气就相当于一个进了你家的贼，你不去把贼赶跑，反而关起门来尽心尽力地侍奉他，你说你能好过吗！久而久之不仅会出现身重乏力，如果体内代谢废物排不出去，三高、脂肪肝也就找上门了。

这就是典型的补出病的例子。现代人普遍摄入营养过剩，还要用黄芪、枸杞子、阿胶等补气养血，却不知道自己的脾胃已经无法承担这么重的负荷。身体好不好其实不在于你吃了多少，而在于你消化和吸收了多少。

药食同源是没错，但也要分清楚是否适合自己再下嘴。比如，秋季天干气燥，应该多吃梨和百合，但痰湿咳嗽的人一定不能多吃；阿胶养血，但脾胃虚弱的人容易滋腻碍胃，而且月经期间更不宜多服；黄芪补气，但气血不虚的人久服则容易上火。所以在制订自己的食疗法时，并不是说你看到了电视台、网上哪个方子，觉得适合自己就照搬使用，你最好能够咨询一下医生。

其实只要你能“管住嘴、迈开腿”，疾病就会离你远远的。虽然我说“迈开腿”，但也不能过度运动。古人讲“生病起于过用”，我就见过不少因为运动过量而生病的案例，有因为汗出过多导致心悸气短的，有打羽毛球久了导致跟腱受损的，还有踢足球久了导致腰颈膝踝都有问题的……这样的例子层出不穷。

《黄帝内经》说“故智者之养生也，必顺四时而适寒暑，和喜怒而安居处，节阴阳而调刚柔”，大意就是告诉我们，真正的养生就是顺应四季，情绪平和，适度适量，不急不躁。只要找到适合自己的方法，“饮食有节，起居有常”，保证生活规律，就一定能养出健康的体魄。

最后，我要劝诫大家，一定不能道听途说地养生，更不能盲目地养生，否则很有可能会背道而驰，养出一身的病。

2 40岁之后，大多数的病是还年轻时候的债

人到不惑之年，身体器官渐趋老化，各种急性慢性的病就开始出现在“朋友圈”。一方面大家都很害怕患上这些病，而另一方面又会充满侥幸地想：我还年轻，身体还没差到那个地步。

其实40岁以后，身体就开始走下坡路，如果年轻时过于放纵自己，有作息和饮食不规律、抽烟喝酒、房事不节等不良的生活习惯，这个时候你以前对身体的伤害就渐渐地表现出来了。

我有个患者小周，是一家企业的中层员工，前些日子单位做体检，检查结果着实把他吓了一跳：在肝功能检查报告单上，脂肪肝一栏从去年的轻度变成了中度，原来有些偏高的血糖如今到了临界值，除此外尿酸值也微微超过了正常指标。

为了寻求中医调理，他来到了我这里。询问之下得知，他平日里应酬多，抽烟、喝酒、各种饭局都是常事儿，还经常和朋友们通宵打麻将。去年体检时发现有轻度脂肪肝，当时医生建议他少喝酒、多运动，配合清淡饮食。“我总

认为自己还年轻，一点儿小问题没多大关系，可没想到问题越积越多，刚刚四十来岁就一身病。”看他一脸愁容，我便耐心地给他讲解了一番。

其实人的身体就像一台机器，如果机器刚开始使用你就注意定期保养，那么这台机器肯定能用得久；如果总是等到机器坏的不能用了才修理，那么这台机器肯定用不了几年。人也是一样的，年轻的时候不懂得保养，一过四十你的身体就容易出问题。

我劝小周说，你现在还不太严重，如果从现在开始养成一个良好的生活习惯，身体还是有机会恢复的。临走时我给他开了个方子让他慢慢调理，并送给他十六字箴言：“清淡饮食、多做运动、戒烟戒酒、作息规律。”其实，这十六个字送给所有的中年人都毫不过分。

在这里我还要送给年轻人一句话，来提醒诸位：40岁之后，大多数的病是还年轻时候的债。现在有很多年轻人日夜颠倒，饥饱无常，仗着年轻身体壮尽情挥霍，不懂节制。这样生活下去估计不用到40岁就一身病了，实在让人心疼啊。所以我只要见到不注意自己身体的年轻人，就会不厌其烦地拿各种反例来说服他们。

我这里之前来过一个17岁的孩子，他一米八的个头，本来应该是个阳光少年，却忍受着腰椎间盘突出的痛苦躺在家里。他的病是由经常不分昼夜地坐在电脑前打游戏引起的。第一次见他的时候他表情痛苦，腰板直硬，脸色发白。

我给他开了药，做了几个疗程的针灸，他的腰就不疼了。临走的时候我本来想再次嘱咐他注意身体，没想到他自己主动跟我说再也不玩游戏了，还说一定会按照我告诉他的方法好好保养身体。不知道各位有何感想，一个不到20岁的少年的身体，尚且经不住挥霍，更不用说中年人了。

其实我们的身体类似于一块电池，过度放电会对电池造成不可逆的损害，导致电池寿命缩短。很多年轻人就是在不停地过度放电，还没有给身体好好充电就成倍地耗电，到40岁电池肯定提早老化，不出现问题就奇怪了。

所以一定要趁着自己还年轻，好好地蓄积能量。否则，当年借身体这个革命的本钱买来的潇洒，总有一天会化作疾病来找你“讨债”的。

3 种下错误的种子，生出了有病的果

衣食住行是生活的必备事项，但这些必备事项做错了，也会给我们的健康带来危害。

我们每天起床第一件事就是穿衣，但是我却发现有好多人都穿出了病。如今年轻姑娘们喜欢穿露脐装、低腰裤，看着是美了，人却也冻住了！这种着装正好露出了小腹和腰，这两个部位对女性很重要，子宫在小腹里，小腹和腰受凉肯定会影响子宫。轻的月经不调、手脚冰凉，重的甚至可能导致宫寒不孕。

还有的年轻人，在冬天穿得和秋天一样多，觉得室内有暖气就可以少穿点儿。可是总得出门吧，这一冷一热交替容易感冒不说，时间久了还容易发展成鼻炎，更甚者关节如果受寒，小小年纪就得关节炎。

人是铁、饭是钢，一顿不吃饿得慌。穿衣不当暂且说得过去，不好好吃饭可就太对不住自己的身体了！可是偏偏有不少人就是不好好吃饭。女孩子因为减肥，男孩子因为加班，总是有各种各样不吃饭的理由。

最后导致的坏习惯就是饮食不规律，暴饮暴食、过饥过饱，还会导致饮食

种类不全面，进食速度快，这些习惯轻的会引起慢性胃炎、胃溃疡、十二指肠溃疡等，如果长期如此，严重的可能会引起消化道出血、消化道穿孔，危及生命。

比如，冷饮是挺好吃的，但现在的年青一代几乎在任何时候都离不开冷饮了。旁边吃着热乎乎的火锅，手里还端着冰饮，这凉一口热一口胃肯定受不了。有的朋友甚至大冬天的也要天天吃雪糕，连人都嫌冷，您的胃能不怕冷吗？这样疯狂地吃凉食，时间久了你的消化系统也会被“冻”住，“冻”住了肯定就不能好好地消化吸收食物了。

还有很多您没有留意到到的，其实恰恰就是危害我们身体健康的细节。不光是吃喝，就连我们“住”的环境也会隐藏着健康的问题。

比如，现在我们在城市里住的是楼房，很多人刚装修好了房子开心呀，立马就想住进去，这是不可取的。抛开化学物质不说，刚装修的房子肯定有湿气还没散发出去，还没等湿气散走就入住，敏感的人皮肤受到湿气侵犯肯定会患皮肤病。小孩子如果吸入了太多的有害气体，也许会患上白血病。

我们中医有句话叫“温度决定生老病死”，说的是温度对身体健康的影响，用到住上，一点儿也不过分。在冬天，北方的楼房一般都是地暖或集中供暖，自家的暖气就够热了，再加上楼上楼下的“夹击”，家里的温度快赶上夏天了。这么高的温度烤得家里非常干燥，最后全家人都被烤成了阴虚证，这种时候如果生病了就会比较难治。

几十年前，北方很多人还住在平房，那个时候可不像现在条件这么好，吃的朴素简单，冬天大多是自己烧炉子。为了省一点儿煤、省一点儿钱，温度一般烧得都不高。可在这样的条件下，反而人的身体很好，得病的少。为什么呢？因为室内和室外温差不大，屋里也不干燥，人和自然“衔接”得就好。

我们再说说衣食住行里的“行”。私家车现在已经很普及了，很多人只要

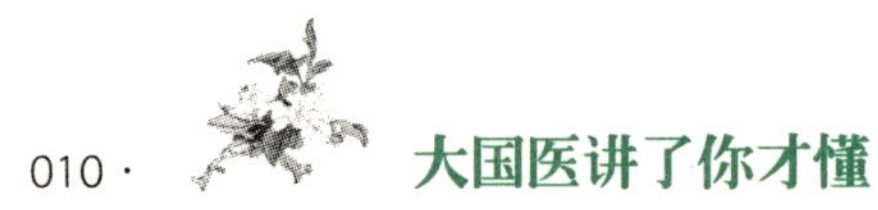

一踏出家门就上了汽车，开车到单位又直接钻进了另一扇门，每天都往来于门和门之间，脚在地上行走的时间屈指可数。这样长期坐着很少走路，时间久了下肢的血液循环变差，年纪大一点儿就容易患静脉曲张。不仅如此，长期坐着还很容易伤害腰椎，引起腰椎间盘突出。

其实，在生活中的您没注意到的，危害健康的细节、习惯还有很多，正所谓“种瓜得瓜，种豆得豆”，你有什么样的不良习惯，就会引起什么样的疾病。趁现在还来得及，大家要尽早改正错误习惯，培养良好的生活习惯，“种”出一个健康长寿的自己。

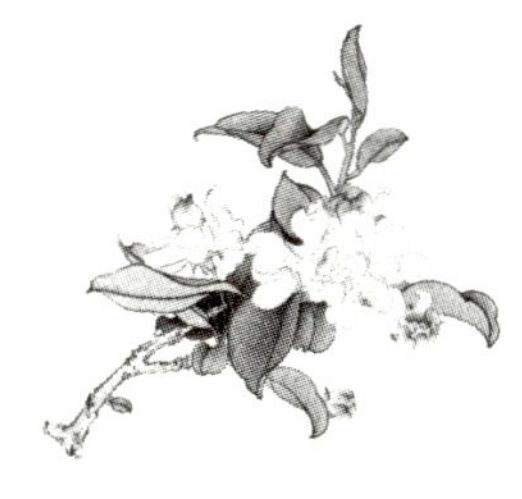

☆ 小灶留灯，养生先养神

在生活中，很多我们注意不到的细节，都会对健康造成损害，这些看不到的损害日积月累，就会变成病，小病沾身放纵不管，随着时间的推移会发展成大病，甚至是不治之症。所以这也是为什么我希望你们能有意识地去养生防病。

很多人问我："沈大夫，我现在既不懂食疗也不会推拿，有没有什么简单的养生方法呢？"其实方法还是有的，如果您身体目前感觉良好，只是想借助养生来维护自己的身体和健康状况，那我首先推荐各位学会"养神"。

沈氏女科有600多年的历史，我们先辈传下来的一句话就是"养生先养神"。"养神"又称为"养心"，因为心藏神明之故。内经所谓的"精神内守，病安从来？"说的就是这个道理，如果您的精神能做到平和、清净、开朗，不受外界困扰，病就不会来找你。

中医还强调"精、气、神"是人生三宝，精充、气足、神旺，是健康的保证；精亏、气虚、神耗，人就会走向衰老，身体就容易受到病邪的侵袭。所以，养好“神”才是养生的正道。

不知道大家有没有听过“小炷留灯”这个说法。人的生命就像一盏燃烧的蜡烛，蜡烛燃烧得越旺，寿命就越短，相反，小小的火苗慢慢地燃烧，蜡烛就会烧完得更晚一些，人的寿命也会更长一些。其实“小炷留灯”说的就是“养神”的道理。

想让“生命之火”不过早熄灭，就要学会省着用，不要把灯点得过亮。

西方的医学研究虽然和中医的方式方法截然不同，但是有些结果却不断验证着中医的思想。比如西方研究表明，人的寿命与呼吸频率成反比，你呼吸得越慢，寿命就会越长，反之，你呼吸得越快，寿命就会越短。

比如龟这种动物，每分钟呼吸不到5次，寿命可达几百年甚至是千年，而我们人类每分钟呼吸几十次，寿命也就仅有几十年至百年。

可见，“养神”既是防病、治病、康复的必需，又是延年、益寿、保健的关键。而“养神”最重要的一点，是要尽量让自己静下来，把呼吸的节奏放慢，这种放慢节奏的做法如同“小炷留灯”。那么怎样做才能减慢呼吸节奏，养好心神呢？我有一些建议，希望各位有心的人能够采纳。

1. 保持清净

人的欲望越多，头脑越混乱，思想越不可能保持安静。对于年轻人来说，有追求有理想是好事儿，是人生进步的动力，但切不可被酒、色、财、气、欲所困扰。尽量减少自己的欲望，保持思想上的清净，不被浮躁的社会所影响。

2. 学会平和

人们情绪上的喜怒哀乐，都和健康密切相关：性急好胜的人容易患上心脑血管疾病、糖尿病、胆石症等；忧郁、孤僻的人则易患溃疡、癌症和神经症等。所以只有把心态保持平和，学会知足常乐，才不容易被外界事物困扰。不被负面情绪占据，生病的概率就会降低。

3. **调节情绪**

人要学会情绪上的节制、疏导和转移。所谓节制，就是要控制自己的反应，遇到不好的事情时，不要发怒，遇到开心的事儿，也不要过于兴奋，大怒和大喜都会对身体造成伤害。所谓疏导，就是当你心情抑郁、苦闷的时候，可以大哭一场或找人倾诉一番，把心里的苦闷、压抑发泄出来。所谓转移，就是要学会调节自己的情绪，用散心、运动、艺术等方式来转移自己的注意力，让情绪从波动走向平和。

4. **注重睡眠**

人在醒的时候，“神”栖息于眼睛，人在睡觉的时候，“神”栖息于心。睡不好觉，就等于无法让心神得到充分的休息。保持好的睡眠，是“养神”的重要方式之一。如果您有条件，最好能睡个午觉，即使没有条件，白天挤时间打个小盹，既“养神”也养眼。

5. **静坐养神**

在每天上午或下午，拿出一小时，闭目静坐，摒除心中的杂念，也是非常“养神”的做法。你可以有意识地去感受自己的呼吸节奏，尽量放慢自己的呼吸频率，放松自己的身体，从而实现静养心神的目的。

以上所说的“养神”养生法，对任何人都是适用的，只需要把这些方法变成您自己的习惯，就能起到养生保健之功效。长期坚持，您会体会到那种身心合一的感觉，同时也会感到自己的身体正逐渐变得畅通、轻盈。

是什么决定了你现在的健康状况?

中医讲“肾为先天之本，脾为后天之本”，近来盛行的体质学说也经常讲先天体质和后天体质，那么先天与后天究竟指的是什么？又是什么决定了你现在的健康?

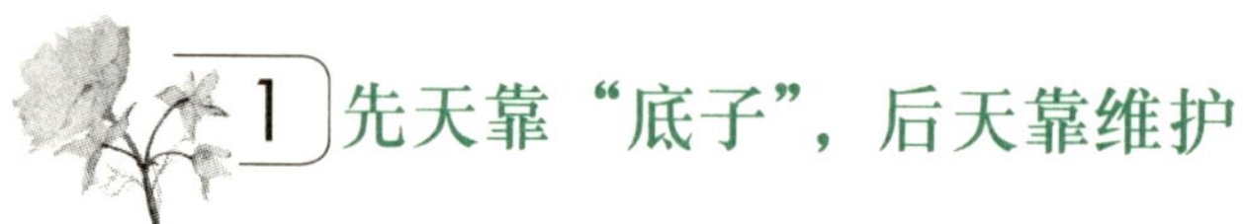

1 先天靠“底子”，后天靠维护

《黄帝内经·灵枢》说“两神相搏，合而成形，常先身生，是谓精”。这里就是讲父亲的精子和母亲的卵子相结合进而产生了我们，我们尚没有成形的时候，“精”就已经有了，而这个“精”就是指先天，它被肾收藏着，所以称肾为先天之本。也就是说先天是指从父母那里继承而来的某些东西，通俗地讲就是父母遗传给我们的基因。

如果你父母的身体好，你遗传的基因好，在母亲的子宫里成长发育的状况也好，那么恭喜你，你的先天底子就很优秀。那么后天是什么呢？

人在出生后，从第一声啼哭开始，肺泡打开，空气进入呼吸系统；从张口吃的第一口奶开始，食物从食管进入到胃再到肠腑的消化系统。维持我们生长发育、新陈代谢的“后天”就开始不停不息地运转了。从脱离母体开始，自己身体脏腑经络的运转就是后天，也就是说，除了父母给的，现在身体的状况大部分都是后天影响作用的结果。

那么有人就要问了，先天充足还好，要是先天身体就差，后天能养得过来吗？我给出的答案是肯定的。我有位朋友的外孙女就是个典型例子。这位朋友的女儿怀孕的时候身体很差，外孙女出生的时候还不到四斤，刚出生就在医院待了两个月，出院后也是不好好地吃奶。

他实在没辙了就找到我，我给孩子开了一些中药。小孩子吃中药喂了就吐，吐了继续喂，总有一口能咽下去，连着喂了几天中药后，她竟然开始好好地吃奶了。等她再大一点儿能自己吃饭的时候，我看她长得瘦弱还挑食，便又给她开了四君子汤加减。连着吃了两三年中药后，她吃饭胃口大开，自此朋友一家再也没有担心过这个小宝贝的身体。现在，小丫头长得又高又结实。

直到现在，只要遇到体弱的孩子，我就会把后天维护的经验推荐给家长。其实，后天维护的关键在于脾胃，脾胃强健吃饭就好，身体就有源源不断的能量。维护脾胃有这么几条需要注意：首先，饮食不宜过饱，过饱则容易导致食积，食积则阻碍脾胃的消化；其次，寒凉的食物尽量少吃，寒凉也容易阻碍脾胃的消化功能；再次，尽量少给孩子用抗生素，抗生素也属于寒凉性质，同时还会破坏孩子的免疫力。

这么说来，先天底子好的人就能随意挥霍了吗？我的回答是否定的。父母给的底子是有限的，你不断地用底子，又不好好地养后天，总有一天底子会被耗损至不足的。我就见过很多出生的时候身体很棒，但后天不注意养护，还总是过度消耗，导致长大了身体很差的人。

早些年我在上海的时候，有位朋友曾经是一名的足球运动员，在他年轻的时候我们就认识了，可以说他是我当时见过的人里身体素质最好的一个。他的父母也是运动员，所以这位朋友先天的底子就很扎实，外加经常训练和补充营养，后天身体条件也很出众。记得当时我还曾开玩笑地对他说："你这种身体，只要稍加维护，活到100岁都不用去医院。"

可是人就是这样，当你觉得自己身体好的时候，就很容易随意挥霍。这位朋友就是这样，30多岁退役之后，他过上了放纵自己的日子，每天都喝得醉醺醺的，也不再锻炼身体了。我每次看见他都会觉得他胖了一圈，我劝他要注意保养身体，他不以为然地说："没事儿，我这底子，好得狠呢！"看他这么自负，我心里不禁更为他担忧了。但是怎么劝他也不听，说多了他又感觉我很啰唆。

后来这位朋友搬到别的城市，我们联系的也就少了。我最后听到他的消息，是他死于肝硬化，过世的时候还不到60岁，真是太可惜了。

人们常说"人的命，天注定"，其实并非如此。我行医这么多年，发现那些寿命长的，并不都是先天出色的人，而往往是精心维护自己生命的人。就单说糖尿病这种病，有人得了之后活不了多少年，但我认识一位老人，50多岁就得了糖尿病，一直忌嘴并坚持找我调理，照样活到了90多，这不就很好吗？

所以说，先天的"底子"我们是没法改变的，因此后天的维护就显得极为重要。底子厚实的不要肆意妄为，底子薄弱的也不要气馁，维护好后天才是重中之重，是决定你现在健康状况的关键所在。

2 别让情绪左右了你的健康

除了您对身体的维护、保养以外，还有什么因素能决定你的健康水平呢?我想说的是情绪，很多人都忽略了情绪对健康的影响。生活本是酸苦甘辛咸五味杂陈，我们的情绪也会随时跟着生活的跌宕起伏变化。看似小小的情绪，实则影响着我们的身心健康。

我们的心理活动，包括感觉、精神、情绪等，都是以机体生理活动为基础的。《黄帝内经·素问·阴阳应象大论》中说“人有五脏化五气，以生喜怒悲忧恐”。明确地指出我们五脏六腑的生理功能和心理是密切相关的，心理是生理活动的结果，心理也会对生理活动产生一定的影响。比如，年轻人血气方刚，脾气暴躁，老年人血气不足，多愁善忧。

除此外，内经还把人的情志因素和五脏具体联系起来，心在志为喜、肺在志为忧、肝在志为怒、脾在志为思、肾在志为恐。人的喜怒忧思悲恐惊七情在正常生理情况下，是人体对外界事物的反应，为正常的心理现象，不仅不会引起疾病，还有利于脏腑的功能活动，对于保持健康有着重要的意义。比如，喜能缓解紧张的情绪，使心气调和，气血调畅；怒则有发散疏泄的作用，可以帮助肝气调达，防止气血郁滞。

然而，一旦精神受到过度刺激、情志波动过于剧烈，超出了身体所能调节的范围，势必会发生心理生理功能的紊乱，造成脏腑功能的失调，此时七情就成为疾病的重要诱因之一，这就是我们中医常说的七情内伤的道理。

具体来讲，心喜太过可以引起心气外逸不收，出现心悸、心烦，甚至心乱如狂。大怒伤肝，轻者面红目赤，胁肋疼痛胀满，重者横逆侵犯脾胃，不欲饮食、呕吐反酸。为什么很多人一生气了就不想吃饭，就是这个道理。

而悲忧太过会使肺气愤郁，出现干咳、胸闷、气短等症；思虑过重，最易伤脾，脾胃气滞，会出现食欲不振，脘腹胀满，甚至肌肉消瘦，《红楼梦》中的林妹妹就是最佳写照。惊恐太过则会使肾气不固，严重者导致二便失禁，也可以出现心悸、气喘、出汗、慌乱、身体不能自已，等等。

现在的人单纯地因为某个因素而引发病症的情况比较少见，多数都是各种情绪相互掺杂在一起引发疾病。疾病产生的原理往往是因为男女离合、欲求不满、忍辱负重、家庭不和等问题，要么引起功能上亢，要么使得气血不舒畅，导致焦虑抑郁。

举个真实的例子。

有一个家庭由于父母的房屋拆迁得到补偿款，闹得大姐和弟弟之间成了仇人，更可气的是这个弟弟有好几年不让大姐去看自己的妈妈，最后两个人僵持不下，闹到一个电视台现场做节目去解决这些问题。他们说的那些话真让人难受，他们失去了理智，失去了亲情，失去了友谊，失去了幸福。

这位大姐老是想不开，认为她应分到些房产钱，并且由于长期压抑久而久之得了糖尿病；大弟不理解，认为已经给了她一些，不多给她是因为她出嫁了，房子是在她出嫁后所建，又是尊重老人的意愿，她不应该再折腾。结果由于长期烦躁，长期抑郁，这位大弟得了半身不遂。

这样的例子真的很多，还有一个家庭，也因父母的财产分配闹得兄妹、姐弟打架，甚至成了仇家，在我看来真让人不解。你要知道，家人往往是你最应该珍惜的人，可现在的人对名和利看得太重，无论是在外面还是在家里，都会因为钱、财产发生纠纷，甭管是不是和自己最要好的朋友甚至是亲人。

最重要的是，您因为一些事情、一些人际关系而导致自己长期活在坏情绪里，最终的结果可能是不仅问题没有解决，自己的身体也遭到了伤害，得了本不应该得的病，多可惜啊。

再遇到情绪发作之时，您就应该首先想一想，暗示一下自己：我发的火会对身体不好；我所悲伤的事情终究不再属于我；我想要的东西值不值得我放弃身体健康；家人的观点也是很重要的，我要适当地听取一下……每个人都有自己的境遇和问题，事情发生的时候人人都会有情绪。我们不是要抑制情绪，而是要勇于面对它，学会自我疏导。有了这样的自我疏导，情绪就能得到控制，不至于超出身体的承受范围，健康就能得到保障。

3 关注如何治病，不如多去想怎样不得病

在门诊中，我经常会遇到这样的患者，他们讲起自己的病来头头是道，甚至连怎么治疗都能说得清清楚楚。遇到这样的患者我经常会跟他们说，你把看病的任务交给擅长的医生就行了，与其把心思放在治病上，还不如学习一下怎么不得病。

在古代我们有个治未病的概念，古人对于治未病是非常重视的。《黄帝内经·素问·四气调神大论》中说："是故圣人不治已病治未病，不治已乱治未乱，此之谓也。夫病已成而后药之，乱已成而后治之，譬犹渴而穿井，斗而铸锥，不亦晚乎？"大意就是讲圣贤之人都是在还未得病或者病轻的时候就开始预防，如果等到生病了再吃药，那就好比渴了才去打井、开始打仗了才去铸造兵器，这不是已经晚了吗！

古人的治未病其实就是在教我们怎样不得病。治未病包括两个方面：第一是未病先防，在没生病之前提早预防；第二是已病防变，在刚生病的时候怎样防止病情发展。

未病先防其实就是我们现在经常听到的“养生”。养生的大体原则：一是安定情绪、精神愉悦；二是饮食有节、起居有常；三是房劳适度、动静结合。

具体说来，第一条就是告诉大家，在生活中无论遇到什么样的大起大落，都一定要保持心情愉悦，尽量避免情绪过度波动，以一个平和的心态去对待人生起伏。第二条告诉我们吃饭一定要按时按量，不可以饥饱无常，睡觉也要遵循自然的起居时间，不可以日夜颠倒。第三条讲夫妻房事要适度，不可以频繁耗损肾精；生活中要静思与运动相结合，其实古人发明的太极拳就是个很好的动静结合的运动。

但是，人吃五谷杂粮，哪有不生病的道理，就算是养生的再好，也会得个小病小灾。而已病防变就是教我们生病了要怎么做。已病防变是需要患者和医生共同配合来完成的。

刚生病的时候，比较容易治愈，如果患者能够注意修养身体，及早就医，并且积极配合医生的治疗，是可以很快康复的。如果硬是把病扛到晚期再治，那就很难治愈了，甚至有可能再也不能治愈。所以病无论大小，刚开始就应当重视，否则由小变大，微而成巨，最终无药可救。

就拿小小的感冒来讲，如果平日里注重养生，是很少会感冒的，即使感冒了也是很快就会痊愈的。但是如果平时身体就不好，感冒了还不赶紧治疗，最终拖延成慢性支气管炎、慢性肺炎，那就难治了。如果此时还不及时治疗，再加上虚弱的身体无力抵抗疾病，那么感冒发展成不治之症也是完全有可能的。

医生和患者各有各的职责，医生的职责就是攻克疾病、守护健康，而患者的职责就是休养生息、及早就医。因此只要各司其职，我们就可以获得健康的身体。生病了请交给医生来管理，出院了要辛苦自己来保养身体。

我去做节目，很多观众问我说：“沈老，我们想平时也保养一下身体，应该怎么补？吃什么？”其实这是一个很好的问题，因为我在前面说了，身体的健康是维护出来的，你只有在意自己的健康，才能让自己远离疾病。

不过，正如我在这一章开头所讲，养生保健要结合自己的实际情况，不要本着想养生的目的，最后养出一堆病来。无论是和老百姓交流，还是在医院出诊，都有很多人都觉得养生就是要“补”，吃一些中药保健品，这种想法有对的一方面，也有错误的认识在里面。有些人需要的不是补，而更重要的在于泻。

关于中药保健，我们沈氏女科提倡5个原则，希望大家能记牢：

原则1：补不盲目

身体见虚才能进补，您本来身体强健，一点儿虚证都没有就不需要补了，否则补大了体内气血阴阳失衡，反而有害无利。

原则2：补勿过偏

中药补虚需要辨证，分清气血阴阳之虚，只有这样才能有效地施补，而且最好是达到恰到好处的效果，否则补得过偏，对身体也会造成伤害。

原则3：盛者宜泻

和过去相比，现在人吃得好、运动少，不少青年人、中年人脂醇充盈，痰湿皆重，体型肥胖，不虚反实，对于这类人群不能重补，相反更应该注重泻实之法。

原则4：泻不伤正

攻泻之法要注意的是恰当地使用，你用过了肯定会伤你的正气，不可急于求成，想着一泻了之，追求立竿见影的效果是肯定会伤到身体的。

原则5：用药缓图

如果不是治病，只为养生保健、强身健体，使用一些针对自己身体情况的保健类中药品并非不可以，不过要注意日积月累，缓图收功，只是一朝一夕地使用是不会有太大效果的。

这五个原则，希望您能牢牢记住，遵循这些原则，掌握好养生的尺度和方法，会让您离健康更近一些，离疾病更远一些。

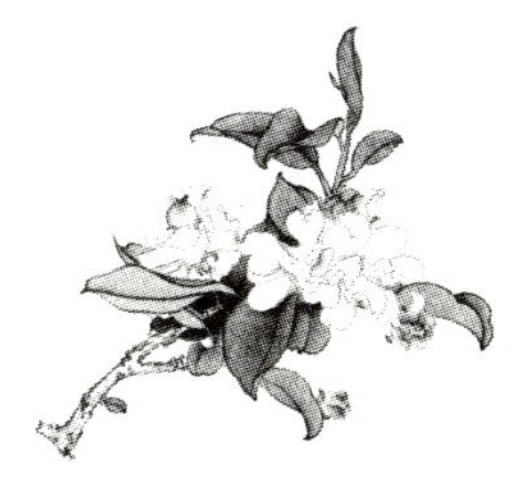

☆ 好用的养生中药

我有不少患者朋友，特别是岁数大一些的人，都有类似的经历，就是听了商家的忽悠，买了很多乱七八糟的保健品，这个散、那个贴，不光花了不少钱，而且对健康还有损害。在这里我首先要奉劝各位，千万不要被市场上五花八门的广告所迷惑，很多所谓的专家，不过是穿着白大褂的演员。真正有效的药，一般的中药房都能买得到。

在这里，我给大家推荐一些常用的、有效的保健中药，如果您了解自己的身体情况，并遵循我们上面讲过的5个中药保健原则的话，对症吃上一段时间，相信身体状况会有所改观。

1. 补气类的中药

人参补气首选，有明显的抗衰老保健作用。如有气虚而又有火热的表现，可改服西洋参，更为合适。

用法：可切薄片，每天咀嚼，或单味煎汤饮服。但要注意的是，每天总量不得超过3 g。

黄芪有增强人体免疫力和抵抗力的功能，还能固表补气，调节血压。

用法：可每周一次，每次100 g炖鸡汤喝。

茯苓富含多糖，有明显的增强免疫力和抗癌的作用，又能养神安宁，利湿退肿。

用法：清代宫廷制成茯苓饼，并列作滋补佳品，也可以研成细粉，每天15 g，煮粥常服。

山药含有淀粉酶和氨基酸，能健脾补肺，固精降糖，尤其适合糖尿病和肾病患者。

用法：每天60 g，煮粥常服。

2. 养血类的中药

熟地黄强心利尿，乌发降糖，为养血生精的佳品。

用法：每天500 g煎汁去渣，兑白蜜适量熬炼成膏，每次服2汤匙，每天2次。

何首乌养精血，强筋骨，乌发，强心降脂，软化血管，是保健的珍品。

用法：磨成细粉，每天30 g，用蜂蜜兑服。

龙眼肉养血安神，益智健脑。

用法：每天15 g，加红枣10 g、大米60 g煮粥食用。

阿胶含有多种氨基酸和钙质，有生血止血的作用，是补血的佳品。

用法：每天食用6 g。

3. 滋阴类的中药

枸杞子滋肾补肺，平肝明目，防治脂肪肝，能促进肝细胞再生，对肾亏的人最为适用。

用法：每天15 g，煮粥食用，或泡饮。

玉竹降糖强心，除烦止渴，阴虚内热最适合。

用法：每天15 g，煎水代饮。

黄精降压消脂，既可健脾补气，又能滋阴润肺。

用法：每天30 g，煎水代饮。

桑葚滋阴降压，乌发明目，阴虚眼花者最适合。

用法：500 g煎水去渣，兑蜂蜜适量熬膏，每次2汤匙，每天分2次服用。

4. 壮阳类的中药

鹿茸壮阳的首选，能壮阳生精，强筋壮骨，有类似性激素的作用，为优质的全身性滋补品。

用法：研细末装胶囊，每天服用1 g。

菟丝子既能壮阳又能滋阴，温而不燥，补而不滞。

用法：取250 g泡酒，每天饮半两至一两。

肉苁蓉素有“沙漠人参”之称，壮阳温补，强心降压，又能通便，阳虚便燥者最适合。

用法：每天100 g加适量羊肉煮食。

生杜仲补肾降压，强筋壮骨。

用法：每天15 g，煎水代饮。

5. 攻泻类的中药

熟大黄清热通便，解毒减肥。

用法：每天15 g，合菊花泡饮。

决明子清肝明目，通便减肥。

用法：每天30 g，泡饮。

桃仁活血化瘀，润肠通便。

用法：每天15 g，加米煮粥食用。

金银花宣散风热，清解血毒。

用法：每天10 g，合菊花泡饮。

以上列举了一些好用的养生保健类中药，您可以根据自己身体的状况来适当地使用。然而药都有药性，“是药三分毒”，大家在使用时除了辨证以外，还要遵循我的5个原则，做到合适即可，不要过犹不及。

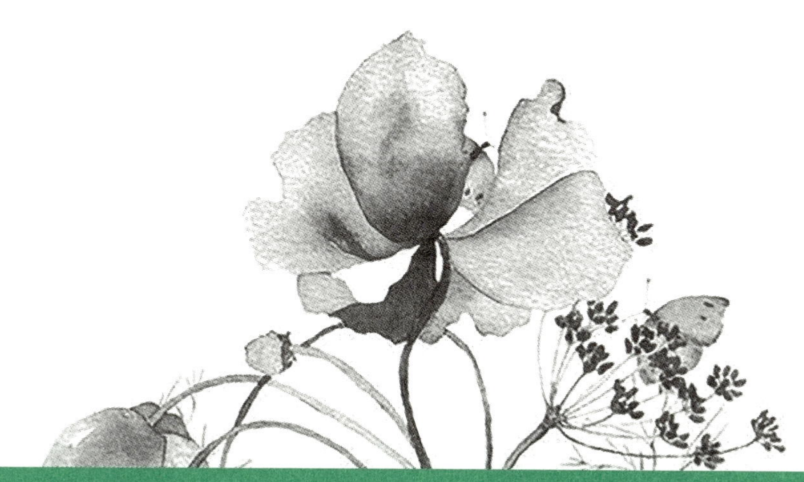

第二章

五脏六腑的病，管不住自己你赖谁？

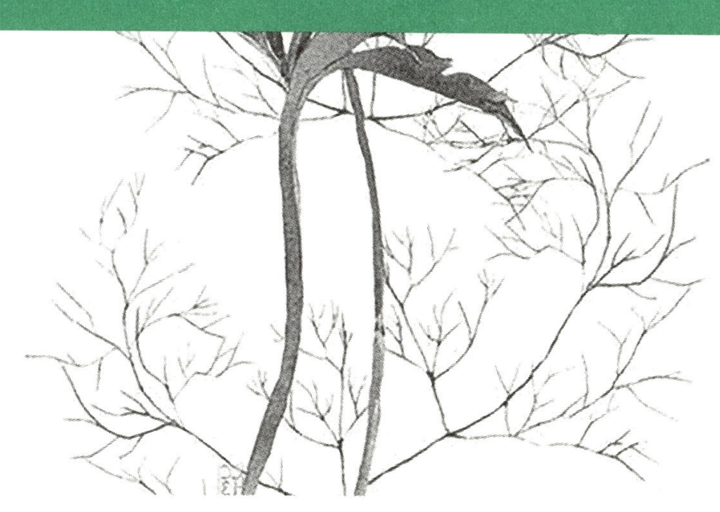

心血管疾病是怎么患上的?

在你“任性而为”的时候，殊不知病灶已经悄悄地“侵入”五脏六腑之中。无规矩不成方圆，无五音难正六律，五脏六腑自有要你遵循的“清规戒律”。

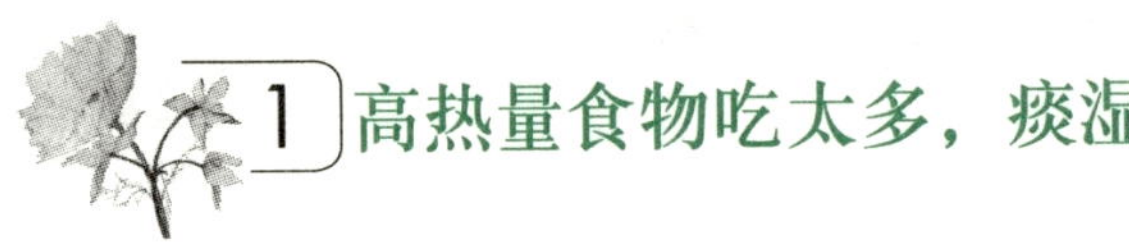

1 高热量食物吃太多，痰湿瘀阻血脉

随着我们的生活条件越来越好，饮食的种类和结构发生了很大变化。二十世纪七八十年代以前，大多数人的饮食还是以五谷果蔬为主，八十年代以后我们的食谱就渐渐丰富起来了，其中高热量的食物比重增长很快，随之而来的就是逐年增加的心血管疾病患者。

曾经有位40来岁的男性患者，因为在单位体检查出了高血脂，便来找我寻求办法。我在询问病史的过程中，了解到他母亲患有冠心病、心绞痛，而且是前不久因为心脏疼痛才去医院查出来的。我问他是不是你家人都爱吃肉，他反问我怎么知道的，我说你和你妈妈的病告诉我的！

后来他说，他家在改革开放以后因为做生意条件慢慢好了，家里人都觉得有钱了就应该好吃好喝，于是老妈做饭顿顿不离肉，炒菜可劲儿了倒油，油大肯定香呀！但后果就是老妈得了冠心病，儿子也得了高血脂。其实，他妈妈的冠心病就是高血脂发展而来的，只是高血脂一般没有什么症状，不去医院检查就不知道。

高血脂在中医上属于痰湿瘀阻血脉，高热量食物在古代讲都是肥甘厚味，脾胃很难消化，吃得过多超过脾胃的消化能力就变成了痰湿，痰湿又会阻碍脾胃的消化功能，形成恶性循环，最后痰湿堆积过多，留在血管中就形成了高血脂、动脉硬化、冠心病，痰湿聚集，堵住心脏血管，心脏缺血就成了心绞痛、心肌梗死。

从西医上讲，我们吃进去的食物主要转换成两种能量：脂肪和糖原。糖原在体内是很少的，我们运动30分钟左右基本就把它消耗完了，接下来就开始消耗储存的脂肪。如果你吃的高热量食物多，在体内转化的脂肪和糖原也就多，再加上如果你只吃不动，连糖原都消耗不了，那么脂肪就会慢慢堆积起来。当脂肪堆积在你的身体里代谢不过来时，就转化到了血管里，你的血脂就升高了。这就是俗称的高脂血症。

脂肪在血管中继续堆积，沉积在动脉壁上你就又得了一种新病：动脉粥样硬化。接下来你哪个器官的动脉有粥样硬化，哪个器官就会出问题。心脏动脉血管硬化就得冠心病，时间久了血管堵塞就得心肌梗死；大脑动脉粥样硬化时间久了，一旦阻塞血管就会发生脑梗死；除此外，肾脏、四肢的动脉都可以硬化。

我见他听得有些害怕，便把话锋转了一下，接着对他说，你还是初期，只要按要求好好调理是很有可能恢复的。首先你得意识到这个问题跟你的饮食关系很大；接下来就要整体调整饮食结构，少吃甚至不吃肉，多吃瓜果蔬菜；同时还要适当地锻炼身体，促进机体的代谢。

这位患者回去一个多月后有一天突然又来找我，我本以为他是来继续调理的，结果他是来告诉我他的血脂完全正常了，真是又惊又喜。

现在我们身边到处都是高热量食物，汉堡、油条、方便面、蛋糕、巧克力、各种肉食……吃完主食又去补充一堆零食，热量越积越高，远远地超过了心血管的转换负荷，时间久了心血管就会开始“抗议”。

与其一饱口福之后经受病痛，何不细水长流地享受美食呢？其实你只需要每天少吃一点儿高热量食物，就能够降低心血管疾病的发生概率。除此之外，如果你血脂高的话，不妨试试我的这几个食疗小方，坚持一段时间，再来看看你的血脂情况是否有所改善。

1. 山楂桂花饮

材料：生山楂30 g，桂花3 g。

做法：共煮浓汁，可加适量蜂蜜饮用。每天饮用1次。

功效：化瘀降脂。

2. 木耳炖豆腐

材料：豆腐300 g，水发木耳100 g。

做法：将木耳洗净撕成小块，豆腐切成片或块状；锅中放油烧热，放入葱姜炒香，然后加入豆腐、木耳、盐和适量的水。待水开之后改为小火慢炖，直至豆腐入味即可。

功效：降脂排毒，提高免疫力。

3. 决明子菊花粥

材料：决明子15 g，白菊花15 g，粳米100 g，冰糖少许。

做法：将决明子放入锅内，炒香后取出冷却；随后与菊花同煮，取汁滤去渣子；然后将汁和洗干净的粳米放入粥锅内煮；粥快煮好时加入冰糖，煮开即可食用。每天食用1次，一周为一疗程。

功效：降脂降压，明目养神。

4. 枸杞槐花茶

材料：枸杞子2 g，槐花15 g。

做法：将枸杞子和槐花混合均匀后放入杯中，用沸水冲开，代茶饮用，每天1杯，可反复冲泡。

功效：清热泻火，补肾降脂。

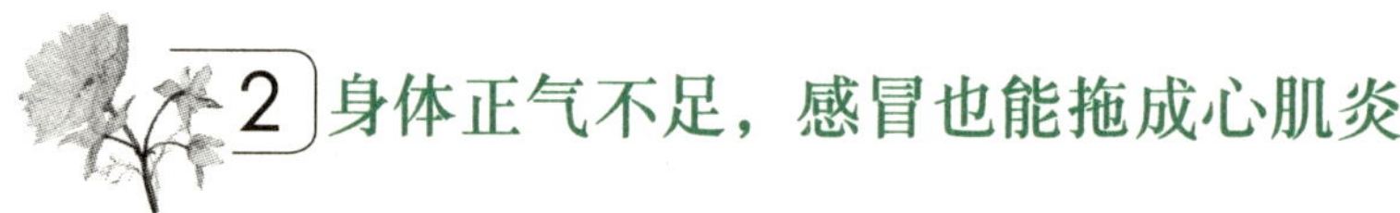

2 身体正气不足，感冒也能拖成心肌炎

感冒是个极其常见的病，很多人都不太重视。年纪比较大的人觉得不是什么大病，扛扛就过去了，年轻人又因为没有时间去医院，随便吃点儿药就算了。但是一定要小心，感冒也可能发展成心肌炎这样的心血管疾病。

去年秋天在我身边就发生过这样一件事儿。邻居家的儿子25岁，我是看着他长大的，刚参加工作两年，年轻气盛，工作起来很拼命。早上我出来锻炼时就见他出门工作，晚上我准备睡觉时才听见他回来。有那么一段时间，连着好几天早上都见他脸色苍白、无精打采的，问他怎么了，他说是感冒。半个多月过去了，我看他脸色越来越差，于是一天早上我把他拦住具体地问了他的情况。

他说就是小感冒，想着扛几天就好了，可是感觉不但没好转，反而更严重了。浑身没劲儿，恶心想吐，觉得有时候心脏跳得厉害，偶尔还气急。我一听症状感觉不大对劲儿，应该不仅仅是感冒这么简单。随后我让他赶紧去医院的心内科做个检查，果不其然，是病毒性心肌炎。

小伙子出院回来之后，我让他在使用西药的同时吃一些中药调理，很快他的身体就彻底康复了。年轻人嘛，底子也不差，自然病来得快去得也快，不过我嘱咐他以后一定不要把小病不当回事儿。

可是小小的感冒怎么就发展成了心肌炎呢？一个是呼吸道疾病，一个是心脏疾病，看着完全不搭边的两个病怎么会联系在一起呢？其实，也不是每个人的感冒都会发展成心肌炎，有时身体抵抗力低下，病毒侵犯心脏损害心肌，激发身体的免疫系统反应产生抗体，抗原抗体反应过度就导致了心肌炎。

中医讲“正气存内，邪不可干”，如果你的身体正气充足，抵抗力强，邪气是不会侵犯你的。我的邻居就是个反例。小伙子本来就感冒了，还在拼命工作，消耗身体的正气，病毒邪气肯定乘虚而入，进入心脏，最后导致心肌炎。

病毒性心肌炎一般在发病前1～3周是有病毒感染的前驱症状的，比如，发热、疲倦、肌肉酸疼、恶心、呕吐等。之后可以出现心悸、胸痛、呼吸不畅、水肿等症状，更严重的甚至会出现晕厥猝死。

如果心肌炎在早期得不到积极处理，以后还会转变为慢性迁延性心肌炎，以至于导致反复心衰和心律失常以及其他更严重的心脏疾病，这个时候连日常活动也会受到影响。因此，只要赶在转为慢性之前治疗，是完全可以治愈的。

你看，小病不管，转成大病并不是天方夜谭。最好的办法是补足自己的正气，让身体能够完全抵抗住邪气的入侵，让小病不沾身。

本来年轻人的身体应该是最好的，但我在出诊时却遇到过不少爱感冒的年轻人，他们一年总要感冒个几回，这些爱感冒的人都有3个共同点，大家可以想想自己有没有。

1. 休息得少、睡得少。

有个来找我看病的女孩就很典型，她在外企工作，每天晚上加班到九十点钟，早上五点多就要起床上班，严重缺乏睡眠，不光这一年总爱感冒，还患上了月经不调，到了要小孩的年龄总也怀不上。还是那句话，养生先养神，如果休息不够、过度疲劳的话，你的“精、气、神”一定会变差，身体的正气自然也薄弱，抵挡不了邪气的入侵，或许一个小风就把你吹感冒了。

2. 吃的没营养。

我们有句老话儿叫“嘴壮身体壮”，意思是嘴上能吃的人，身体都会比较强健，其实是有一定道理的。“嘴壮”并不是说你要吃很多、饭量大，也不是说要大鱼大肉的吃，而是要吃得营养丰富，每天能够摄取不同的营养，只有这样才能让自己的抵抗力得到提高。我看很多的人，每天早餐吃得简单匆忙，中午吃个简单的外卖便当，晚上回家一累更是凑合了，营养根本达不到身体的需求。

3. 运动量太小。

那些免疫力差、爱感冒的年轻人，特别是男性，大多有点儿虚胖，一看就是平时的运动量太少。我常给这些年轻人讲：“活动活动，想活就要动。”如果你每天只是往椅子上一坐、往沙发上一躺，连路都不爱走，那你的身体一定会走下坡路。适当的运动会让你全身气血运转得更快速流畅，让你身体瘀的地方变得畅通，抵抗力自然就会提高，正气就足。

这三个问题如果你也有，那就最好要改一改了，否则小感冒可能会经常找你的“麻烦”。其实稍微调整一下生活习惯，就能有很大的改善。另外，对于经常感冒的人来说，可以试试服用一段时间的玉屏风散，一般的医院、药店都有。

玉屏风散由黄芪、白术、防风组成，具有益气固表的作用，就像是给身体加了一道保护屏障，这也是其名字的由来。这个小方能够增强身体的免疫力，从而达到预防感冒的目的。

总之，希望各位注意的是，千万别再把感冒当小事儿，感冒严重起来也会危及生命。

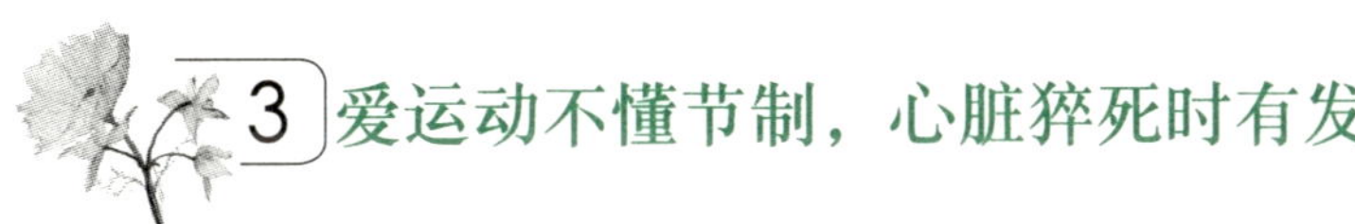

3 爱运动不懂节制，心脏猝死时有发生

生活中，我们时不时地就会从报纸或电视上看到，某某人在运动过程中猝死的报道。大家不要以为这种事情只存在于报道中，其实日常生活中也不少见。

前些日子，一位出版社的朋友来我家做客，闲聊中就说起心血管疾病的问题来，他突然心情很沉重地对我说起他们单位发生的一件真实事件。前两年他们单位组织过一次慢跑比赛，其实只是为了提高职工的身体素质，并不是多么激烈重要的比赛。有个身体素质还不错的男同事，30岁初头，在跑步的时候突然晕倒在地，大家都拼命想办法抢救，但还是没能挽回这个年轻的生命，等到救护车开到的时候，人早已没了生命体征。

其实，这种突发性的心脏猝死的情况越来越常见了，我有一位患者朋友，她差点儿就因为跑步没了命。当时的情况是，她在公园里被人发现晕倒在路上，打120送到了急诊。由于发现得非常及时，又没有其他严重的基础疾病，经过抢救后活了过来。

之后听她说因为觉得自己身体差，又查出轻度的脂肪肝，所以想通过跑步来锻炼身体增强体质。结果一时兴起连续跑了4小时，没想到自己突然眼前一黑就倒下了，醒过来时已经躺在了医院里。幸亏正好有人发现，医院又在公园附近，要不然她很有可能就没命了。

她这是运动过量导致汗出太过，心阳耗散而突然晕厥。中医认为汗为心之液，汗出的太多就会耗散心的阳气，而心的阳气又是负责心脏泵血的，心阳都耗没了，心脏肯定就停止工作了，心脏都停了她肯定就会晕倒。

大家或许对心血管疾病的突发性没有足够的认识，很多人觉得这类疾病属于慢性病的范畴，慢病不致命，慢慢治就好了。其实，有这种想法的人非常危险。

人们都渴望健康，有的人在体检中发现自己有脂肪肝了，有高血压了，有这病有那病了，然后就开始着急想办法。听说运动能改善健康，于是就开始玩命地运动，这可真是玩命啊。特别是平时运动量几乎为零的人，这猛地一动，心脏是承受不了的。

所以我说运动一定要懂得节制，罗马非一日建成，同样身体也不是一两天就锻炼好的，锻炼身体是一个循序渐进的过程，不可以急于求成。如果你有心脏和肺脏的疾病，就更应该注意锻炼的方式。调查发现90%的心脏猝死患者都患有心血管疾病，但是他们往往是不知道自己的病情的。这些隐形的之前没有症状的心血管病患者，就成了猝死发生的高危人群。

其实猝死也不是完全出乎意料的，很大一部分人在猝死前一周曾有胸痛、气促、疲乏、心悸或呼吸困难等症状。在运动的过程中如果出现上述症状，一定要立刻停止运动。当然，正常成年人运动猝死的概率是很低的，只要不是有心脏疾病家族史或者先天性心脏病，大家就可以放心地参加体育活动。但最好是能够循序渐进，并搭伴儿运动，这样在发生意外时也可以及时救治。

万一身边的人发生了猝死也不要过于紧张。首先一定要镇定，在10秒内判断出患者有没有脉搏；然后立刻通过电话或其他方式求救；如果患者脉搏消失，一定要在第一时间进行心肺复苏。这个时候心肺复苏非常关键，因此大家应该把它当成一项必备技能认真学习。心肺复苏的基本过程是：胸外按压，开通气道，人工呼吸。

如果觉得心肺复苏有些困难，那我就再教大家两个中医上具有开窍醒神作用的穴位：人中与合谷。人中穴（图1），又称水沟穴，在人中沟上三分之一处；合谷穴（图2）就在我们俗称的虎口的地方。这两个穴位刺激性很大，找到穴位后用力按压，病情轻浅的患者就有可能苏醒。

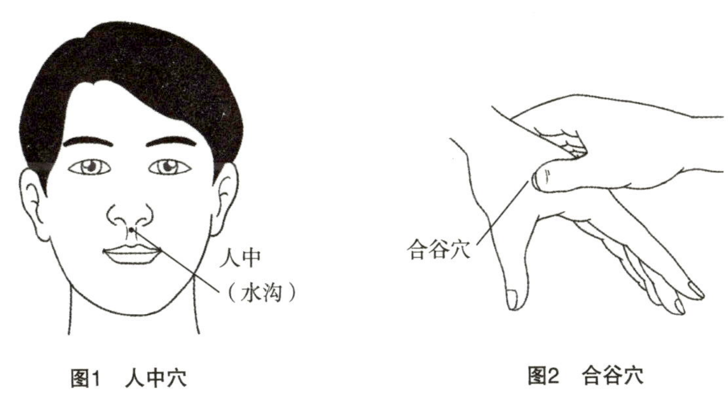

图1　人中穴　　**图2　合谷穴**

我说运动要节制，并不是说就不用运动了。研究发现规律合理的运动反而可以降低发生心脏性猝死的风险。那么，什么是规律合理的运动呢？

规律合理的运动首先一定要重视热身运动；其次一定不能急于求成，要根据自己的身体状况慢慢地增加运动的时间、强度和次数；最重要的是把握好自己的感觉，一般以微微出汗为度，如果在运动中出现不适感一定要立刻停止；最后要把握好运动时间，每次运动30分钟到1小时即可，一周至少3次有氧运动。但需要注意的是，不良天气、身体疲劳、环境含氧量低等情况下一定不要勉强运动，以免引起或加重疾病。

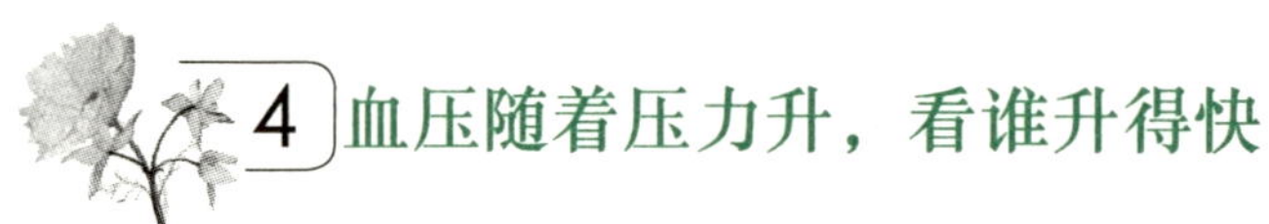

4 血压随着压力升，看谁升得快

现在的年青一代上有老下有小，房价物价又居高不下，生活压力持续上升，再加上工作上的竞争压力，重重压力把他们压得喘不过气来。我们能看到的是外界给他们的压力，但却忽略了这些压力给他们的身体带来的压力。

高血压病正呈现出不断年轻化的趋势，其中很大一部分原因就是压力过大。这可是个非常让人忧心的事情，年纪轻轻就得了高血压。高血压病的并发症又多，还没等到年老一系列并发症就出来了，等到退休了已经全身是病，我们还谈什么生活质量。

记得一位刚三十岁出头的女白领来找我看头晕，一听是头晕肯定是要量血压的。不量还好，一量吓了我一跳，血压竟然飙到170/100 mmHg，这可是老年人才有的血压呀！我说你血压太高了，最近是不是休息得不太好啊？

她说是啊，最近真是快崩溃了，压力太大每天都严重失眠，心情也很抑郁。工作上，上级和同事给她的压力都很大，整天在公司都处于紧张状态。她自己和老公又都是独生子女，四位老人身体都多少有些毛病，经常还得惦记着老人的安危。而且她还有个上幼儿园的儿子，那更是自己身上的“心头肉”。有时候工作上不愉快了回家还总是不自主地跟老公生气，发脾气。

我跟她说你这高血压都是你自己紧张出来的。不管是在工作中还是生活中，你时刻都处于紧张的状态下，你的血管也跟着你一起紧张。一开始血管可能还有自我调节的能力，但是紧张的时间久了血管就放松不下来了。你想想，血管一紧张管腔就比原来窄了，但是血管里的血量可没变少，在血量不变血管管腔变窄的情况下，血液对管壁的压力肯定就上升了，这样高血压就形成了。

我给她开了降压药，并嘱咐她一定要按时按量吃。她有些不理解，觉得还年轻，自己调节一下应该就好了吧。我看她还是不知道问题的严重性，就接着跟她讲了个患者的案例。他也是三十几岁查出高血压，自己不按时吃药，四十岁那年因为跟人吵架突然晕倒，送到医院后发现是脑出血，命虽还在但却瘫痪了。

这就是我们中医常说的脑卒中，因为吵架肝火上头，肝阳上亢，导致突然就晕倒。如果你不注意，平时的时候血管紧张，生气的时候血管又怒张，这一松一紧，说不定哪天血管破了，你也就晕倒了。救得及时还好，晚一步要么瘫痪在床，要么直接要了命。

我这么一说，她更紧张了，张大嘴巴问我：“啊？有那么严重吗？”我说你注意了就不严重，你不注意就严重。回家一定要学会放松自己，按时吃药，定时监测血压。吃药的同时放松自己，说不定高血压初期控制得好，降压药就可以停了。大半年后再见到她的时候，她说自己的血压已经调理得基本正常了。

近些年高血压病不断地趋向年轻化，其中的原因很大一部分就是外界和内在的压力过大，外加上部分人有遗传的因素。我们无法改变外界的时候一定要学会释放内心的压力，自我解压的同时我们的身体也会得到放松，血压也会维持在相对平稳的状态。

其实在轻度高血压或者血压不稳定的情况下，我们是可以自行调理的。我这里有个屡试不爽的“观想方”，谨此奉献给大家。具体步骤是这样的：无论你坐着或躺着，轻轻闭上眼睛想象你整个人都放松下来，再用心想象你正看着自己的大脚趾，空闲时间反复练习，坚持数日血压就会下降。这个方法随处可用，非常简单易行，它可以通过降气血的作用来达到降压的效果。

至于食疗，我给大家推荐一款小糕点——“山楂枸杞莲藕糕”。山楂健脾胃、消食积散瘀血；枸杞子补血安神，生津止渴；莲藕凉血散瘀，益血补心。

这三种药食两用的食材配在一起，会有降脂降血压的功效。做法也不麻烦，就是鲜山楂250 g，枸杞子100 g，莲藕250 g，将上述食材剁碎，加上适量化开的冰糖水调匀，然后放在锅里蒸熟即可。平时当作零食吃，每天吃上一两块就行，经常吃吃对控制血压非常好，很多人都反映效果不错，而且可以随身携带，想吃就吃，味道不错，也容易坚持。

5 过喜伤心，太高兴伤身

现在抑郁症已经成为一个高发病，因此我们经常听到别人说“开心点儿”，开心点儿是好，但也一定不要开心过度。喜，其实是一种好的情绪，《黄帝内经》中讲“喜则气和志达，营卫通利”，就是说正常的喜乐可以使人心情舒畅，精神愉悦。但是过分开心就要出问题了。《黄帝内经》中还说“喜乐者，神惮散而不藏”，就是讲太高兴了会使精神涣散，轻者会出现喜笑不休、心悸、失眠等问题，重的甚至可能发疯。

大家很熟悉的《儒林外史》里范进中举的故事就是个典例。范进科举考试大半辈子没中，终于在五十多岁快要绝望的时候考中了，你想想他得有多开心呀，结果他因欣喜若狂高兴过度而得了失心疯。古人说心藏神，范进这是高兴过度伤了心神。

中医五行上讲心是属于火的，在志为喜，肾是属于水的，在志为恐，而水能克火，心火过了就需要水来浇灭，也就是说恐可以克制过度的喜。因此故事里众人找来范进最怕的老丈人，老丈人只用一巴掌就吓醒了范进。可能大家觉得这只是个笑话，其实在生活中很有可能发生类似的事情。有位40多岁的女患者，几年前因为儿子考上了重点大学，恰好自己又在单位连升两级，开心得不得了，专门摆设宴席庆祝。宴席上恭维的人肯定大有人在，这么一来她更是高兴得合不拢嘴。她当天晚上兴奋得一夜未曾合眼，自此以后就一直失眠，到处寻医问药也没有效果。

我当时见她脸色惨淡发青，自己描述近几年没有睡过一个好觉，一天最多睡两三小时，一开始还吃安眠药，但是怕经常吃会对药物产生依赖作用就停了。我通过她的整体情况辨证得出，她的情况应属于过喜伤心，心火内动，神不守舍引起的失眠。于是我给她开了滋补肾阴、泻火安神的中药，吃了一周她就好了很多，每天能睡四五小时了，但还是睡不踏实，又吃了一周她就能够安稳睡觉了。

这位女患者就是由于高兴过度引起心火亢盛，肾水不制心火导致的失眠。我用水克火的方法，通过滋补肾水来泻心火，从而治好了她的失眠。

研究表明，过度喜悦可以引起心跳加快，正常人心率太快了都受不了。如果本来就患有心血管疾病，反而有可能因为过度兴奋给心血管带来负担，从而导致病情加重，甚至发生心绞痛或心肌梗死。《淮南子》中讲“乐极生悲”，就是说人高兴过头了就会发生悲伤的事儿。因此，无论发生让你多么开心的事儿，也一定要记得欢喜不能过度，否则正常人引发疾病、患者病情加重就真的是乐极生悲了。

有的人中了彩票，赢了很多钱，高兴之余，不知道怎么生活了，各种肆意地消费、娱乐，结果病就来了，最后钱没花完人却没了。以至于有人冷嘲热讽地说，不义之财要人命。其实并不是不义之财的事儿，而是自己的情绪发生了巨大的变化，太过高兴就会太伤神、伤身。

如果避免自己出现过“喜”伤心的情况呢？其实最简单的方法还是要让自

己保持一个平和的心态，好事儿发生时开心就好了，坏事儿发生后也别太计较。最近生意赚了很多钱，要想想以后怎么才能守住钱，怎样合理地使用钱；突然间升了官，当上了领导，要多想想如何做一个好领导，带领员工创造业绩；孩子考上了好大学，这才只是人生的开始，将来还要找到好工作，还要更好地发展自己。

人生路漫漫，看长远一些，知足常乐，不大喜、不大悲，自己的健康最重要。

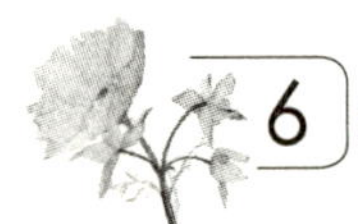

6 经常想不通的人，心血管也不会畅通

去年，有位很久没见面的局长朋友突然带着他二十多岁的女儿来访，几年没见小姑娘已经出落得亭亭玉立，还没来得及叙旧，朋友就一脸苦恼地让我赶紧给丫头看看。小姑娘自己描述说最近一年多总是觉得心胸部疼痛，月经来得不通畅，全身还感觉不舒服。

她说原本以为是心脏病，但做了各种检查也查不出任何病变，因此就只能找中医调理了。我看她一脸忧伤，心想这个年纪的姑娘除了学业和恋爱也没有什么能让她如此忧伤了吧。询问后果不其然，她大学快毕业的时候，相处三年的男友移情别恋提出分手，自此以后她就开始难过得想不通了。

她说自己想来想去怎么也想不通男友为什么要抛弃她，直到现在也走不出那段阴影。她说到伤心处不由自主地哭起来。我认真地听她诉说完心里话，心疼地安慰了她一会儿。

接着我仔细给她交代了一下她的病情。我说其实你身体的不舒服都是你长时间想不通导致的，你一旦想通了，这些不适过一段时间可能就会自行缓解。

她很疑惑地问我，想不通跟身体有什么关系？我详细地给她讲解了一番。

想不通在中医上讲属于七情里的忧思，“忧思则气结”，你长时间忧思，气就会聚结。气聚结之后就会阻滞血脉，心脉被阻滞就会心痛，胞宫血脉被阻滞月经就不畅，全身血脉经络轻度阻滞则会全身不适。由于中医的气是看不见摸不着的，因此西医也检查不出任何病因。

从西医上讲，情绪会影响神经和激素，而心血管又是受神经、激素调节的，因此情绪会影响心血管。想不开是一种消极内敛的情绪，这种情绪长时间存在会刺激心血管收缩，心血管长期处于收缩状态，血脉肯定会不通畅，这样就产生了你的那些症状。

我耐心地劝她把过去放下，建议她多出去走走，让自己过得开心一些，临走时我给她简单开了几剂理气活血的药。半年后，朋友再次带着女儿来我家做客，这次再见到小丫头感觉像变了个人似的，脸上总是不由自主地流露出喜悦之情，还兴奋地跟我聊她去各地旅游的经历。看见她找回了小姑娘该有的阳光，我真为她感到开心。

我们在人生中会遇到很多不愉快、想不通的事儿，既然想不通就不要花时间去想，继续过好现在的生活，说不定偶然的某一天会有不期而遇的结果。继续思考毫无结果的事情只能是给自己徒增烦恼，最后还惹得一身病痛。当你放开过去的时候你就会发现，自己曾错过了多少美好。

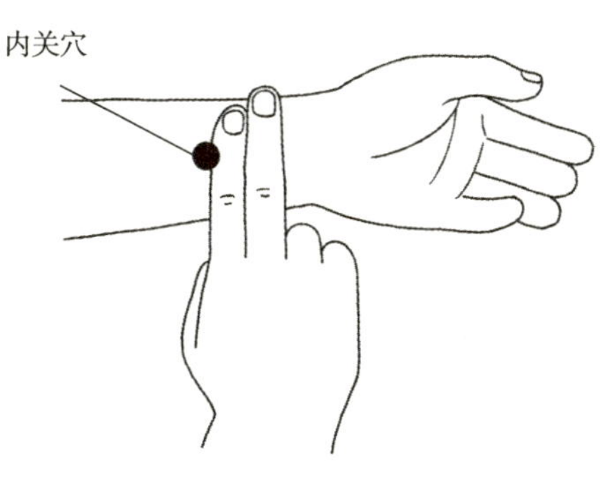

图3　内关穴

其实我还有个“专治各种不通”的小方法，在这里分享给大家。这个小方法就是按揉内关穴（图3）。内关穴在手掌心面，腕横纹上两寸，手臂正中间的两根肌腱之间。这个方法看似简单，其实寓意深远。据我多年的临床发现，通常人内关穴处的两根肌腱是放松并分开排列的，而经常想不通的人，他们内关穴处的两根肌腱往往是紧聚在一起的。

内关穴是心包经的穴位，心本来应该开心，但你经常想不通心就“内关”了。因此，坚持按揉这个穴位，如果哪天发现这两根肌腱在慢慢地分开，那你的“想不通”就快要治好了。

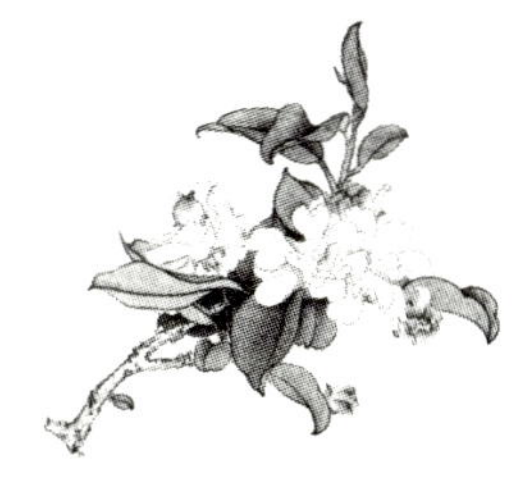

☆ 远离心血管疾病的活法

几十年前，我们中医对高血脂、冠心病的认识重点还放在瘀血、气虚血瘀或寒凝上，而忽视了痰浊。但现在的人，特别是20世纪以来，在饮食结构和生活方式上发生了巨大的变化。脂肪摄入过多、环境污染也严重了起来，像冠心病这样严重的心血管疾病的发病机制也发生了变化，瘀血少了，痰浊多了。

痰浊体质是什么？长期的养尊处优、劳逸失衡，让我们的身体里形成了一种独特的体质，血液长期处于“黏浓凝聚”的状态，体重越来越超标，经络气血运行得越来越差，结果导致了各种心血管疾病的发生。

我曾经看过一个研究报告：40岁以上的人群冠心病发病率和劳动强度呈反比。什么意思呢？就是您每天劳动的强度越大，患上冠心病的概率越低，反之，您每天劳动强度越小，患上冠心病的概率越高。

研究表明，在车间里每天往返行走约30公里的纺织女工患上冠心病的概率仅为3%，每天出海捕鱼的渔民患上冠心病的概率仅为2.5%。这是非常容易理解的，劳动强度大，生命处于不断地运动当中，气血循环加速，瘀血和痰浊的情况都会减轻。

同时研究发现，35～44岁的男性，如果体重超标10%，冠心病的发病率就要增加38%；如果体重超标20%，冠心病的发病率则可增加到86%。想想看，如果您的体重超标了20%，基本上就等于是冠心病的患病群体了，这多么可怕啊。

但是很多人告诉我说："沈老，我每天都坐在办公室里，没有那么大的劳动强度啊，所以只能看着自己的身体一天天变胖。"

我非常理解现在很多人的苦恼，信息时代，从事体力劳动的人少了，从事脑力劳动的人多了，这也是社会的一种进步。但是，当你享受信息时代工作的舒适性的同时，也要时刻记住，不要以牺牲自己的健康作为代价。

在这里我有两个建议送给大家，一个是要控制你的体重。控制体重其实并不难做到，一方面是吃得要少，合适为宜，营养丰富为宜，晚上少吃为宜；另一方面是加强运动，每周做两三次的运动，其实只要坚持上几周，养成习惯就好。

如果您觉得运动不太好实现，那就走路吧，每天快走一小时，体重还是很容易被控制住的，而且一边走一边放松心情，也能起到养神的效果。你可以在上下班的路上走，也可以晚上吃过饭之后走。

我的另一个建议就是饮食上的调节。我们都知道，除了遗传的因素以外，心血管疾病大多都是吃出来的，既然病能吃出来，也能吃回去。我们要做到有针对性地选择食物，就能起到改善心血管的作用。在食物选择上，这里有3个原则。

第一，吃得丰富。

不要总吃你觉得好吃的东西，要让自己吃得更丰富、更健康一些。比如谷类，尤其是粗粮、豆类等，瓜类、蔬菜中的葱头、大蒜、绿豆芽、扁豆，菜花，菌藻类中的蘑菇、木耳、海带、紫菜，还有茶叶，都是很好的食物。

第二，适当进食。

这一原则主要是提醒各位爱吃肉的朋友，要适当吃肉，不要“嗜肉如命”。中医讲“肉生痰”，虽然是说的呼吸道，但其实也是会让血液走向痰浊。你可以平时吃一些瘦肉（如猪、牛、去皮的家禽肉等）、鱼类、植物油、去脂乳及其制品，鸡蛋每周两三个为宜。

第三，少食高热。

高热量的食物吃太多，就会造成痰湿瘀阻。那么高热量的食物有哪些呢？油炸的食物，动物的肥肉、骨髓，含糖高的食物，特别是巧克力之类。

做到这三个饮食原则，能起到对心血管疾病的比较好的预防和抑制功效。当然，我们还可以更进一步，通过加强营养来有针对性地改善自己的心脑血管。比如：

维生素C可以增强血管的弹性，绿叶蔬菜、水果，特别是猕猴桃、刺梨、红枣、山楂、柑橘中维生素C的含量都比较高，不妨多吃一些。

锌可以抑制镉对心肌的损害，像谷物、豆类、坚果、海味和茶叶中含有的锌会多一些，可适当补充。

维生素B_6能降血脂，这种维生素含量比较高的食物有谷物的外皮、绿叶菜、猪肝、酵母、牛奶、豆类及花生等。

钙镁有利于心肌的代谢，保护心脏，如我们常喝的矿泉水中，钙镁的含量就比较高，但是纯净水却什么矿物质都没有，其实是不利于人体的。

铬和锰能够有效防止动脉硬化，含铬和锰比较多的食物有糙米、小麦、黄豆、萝卜缨、胡萝卜、茄子、大白菜和扁豆等，都是很常见的食物。

肝是怎样受伤的？

肝有造血和排毒的功能，对维护身体正常运转有巨大的作用，可以说肝的健康程度直接决定了你的“精、气、神”，但一些错误的饮食习惯、生活方式和糟糕的心理情绪，会直接伤到我们的肝。

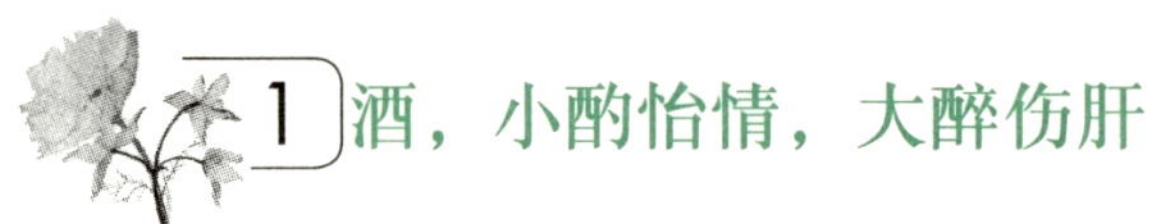

1 酒，小酌怡情，大醉伤肝

中国是酒的发源地，酒在中国有着悠久的历史，而且和中医也有着密不可分的联系。你看在古代“医”是这样的“醫”，底下是一个“酉”，就是酒的意思。这就说明我们的老祖宗早就学会使用酒来治疗疾病了。

中医认为，酒为百药之长。《本草备要》记载：“少饮则和血运气，壮神御寒，遣兴消愁，辞邪逐秽，暖内脏，行药势，通络除痹。”由此可以看到，适量饮酒是有非常多的好处的，既可以活血通经，还可以暖身御寒；既可以消遣娱乐，又可以消愁除闷；既可以驱邪暖脏，又可以助药引经……如此多的益处，我们毫无理由拒绝它的诱惑。

事物都是有着两面性的，有利必有弊，酒也是如此。少量饮酒好处多多，但过量饮酒可就后患无穷了。酒精过量对于身体的损害极大，其中肝、胃、神经系统最容易受到伤害，而酒精过量时对肝脏的损伤是首当其冲的。

曾经有位三十多岁的男性患者因为脂肪肝来找我调理。我看他面色红赤，身材中等，因此没有考虑饮食引起的脂肪肝，直接想到可能是酒精性脂肪肝，于是便问他是不是经常喝酒。他说他在初中时就学会了喝酒，近些年生活各方面都不如意，喝酒更频繁，现在还有些上瘾的感觉，每次喝酒都要喝到大醉才痛快，不过他不理解的是为什么喝酒还会引起脂肪肝。我耐心地给他解释了一番。

大家都知道脂肪肝是由于饮食肥甘厚腻造成的，但是大家不知道还有一种脂肪肝是酒精过量引起的。酒精会破坏肝细胞，长期大量饮酒还会抑制肝细胞的再生功能，从而出现酒精性肝损伤。初期通常表现为脂肪肝，进一步发展会形成酒精性肝炎、酒精性肝纤维化、酒精性肝硬化甚至肝坏死。中医说酒也属于肥甘厚腻之品，长期饮酒易形成痰湿，痰湿积滞于肝就形成了脂肪肝。

我把病情的发展和严重性给他交代清楚，希望他能从心理上戒掉酒精，同时又担心自己说的过于严重，给他带来心理负担。于是我话锋一转对他说，你现在的情况处于初期，如果把酒戒掉，再通过中药调理，酒精性脂肪肝是完全可以好转的，但如果不配合我慢慢地把酒戒掉，完全有可能会病情加重。他听我讲解完后在心理上愿意戒酒了，但是困难的是酒瘾上来挡也挡不住。

我告诉他，戒酒最主要的是靠心理战胜酒瘾，当然我也会给他开一些帮助戒酒的中药。戒酒期间不必要求速度，戒酒太快也会引起一些戒断反应，因此要逐渐减少酒量直至完全戒掉。那么平时喝醉了应该怎么解酒呢？我建议大家在家里准备一些葛根，喝多了可以抓那么几克泡水喝，有很好的解酒毒的作用。

这位患者还是比较有决心的，在我这里间断地吃了一年半药就基本戒掉了酒瘾，当然脂肪肝也好转不少。他对我说，在戒酒的同时自己的心理素质也得到了锻炼，周围的事情也随之变得顺利起来。

生活中酌酒少许小怡性情是很有情调的，但是酗酒成瘾就伤害多多了。喜欢喝酒且肝肾健康的人不妨根据自己的身体状况配一些药酒，这样既解了酒馋，又会减少酒精对身体的伤害。

比如有冠心病的患者，如果肝肾都没有什么病灶，我会给他们推荐灵芝丹参酒，自己在家动手做就可以了。取灵芝、丹参各30 g，泡干红葡萄酒500 mL，晚饭的时候可以少饮一些，长期服用有利于改善冠心病。

如果是肝肾有亏损或早衰的人，适当饮用一点儿枸杞子酒，能起到补充精气、延缓衰老的功效。其实做法非常简单，取100 g枸杞子洗净剪碎，放入低度白烧酒500 mL中，密封好了放到阴凉处，每天摇动一两次，一周之后即可饮用。晚餐和睡前喝上少许，能起到一定的保健效果。

其实药酒是我国历史上源远流长的养生保健方法之一，它的有效性已经得到全世界很多国家人民的认可。只不过无论是药酒还是白酒、啤酒、红酒，都要有个度，适量才是最好的。我有位老朋友，今年年近90岁高龄，每天吃晚饭都要喝上一小盅酒，喝完绝对不会再加。他这个习惯已有几十年了，至今身体也是十分硬朗，耳不聋眼不花，所以只要身体条件容许，适度喝酒并不为过。

2 胖人先胖肝，只吃不动小心脂肪肝

成年人因为工作生活繁忙无暇运动，孩子们因为学业繁重运动量也不足，即使休个假也只想在家里睡懒觉，不知道您是不是也这样。这种“只吃不动”的生活使我们身边肥胖的人大幅增加，由此也带来了很大的健康隐患。

一位关系很好的企业老总，很放心地把全家人的健康都交在我的手上。他家里人每每有身体上的不适就先来我这里就诊。一次这位老总的夫人一大早领着上初中的儿子来找我，我印象中这孩子很少生病，本以为只是小打小闹的不舒服，这位夫人直接把一份检查单放在了我面前，我一看结果：孩子竟然是中度脂肪肝！老总夫人微含哭腔颤巍巍地对我说：“沈老，您快给看看吧，我都想替孩子得这病。”见她非常担忧，我便安慰她说这个病没有那么严重，是可以治愈的，不要太紧张，我们只要共同努力就能让孩子恢复健康。待她情绪安定下来后，我详细了解了孩子的情况。

孩子是在学校体检中查出了脂肪肝，家人不敢相信就又到大医院做了检

查，结果的确是脂肪肝。小小年纪就得脂肪肝，那肯定跟他从小的生活饮食习惯有关。我了解到，这孩子从小就被老人娇宠着，看见什么好吃的都给买回来，这小家伙胃口还出奇的好，从来都饭量很大。

家人想能吃是好事儿呀，但要命的是这孩子还不喜欢动，宁愿家里坐着看一天书也不愿意出门溜达一圈。家人看着孩子这么爱学习肯定开心呀，也就没有太在意。直到前不久查出了脂肪肝，全家人才开始关注孩子的生活习惯。

这孩子是个典型的小胖墩儿，当然不是所有的小胖墩儿都会得脂肪肝，因为青少年的代谢比较旺盛，不像成人。但要注意的是，小胖墩儿得脂肪肝的可能性是比较大的，只不过很少有家长会有这个意识。

我们吃下的食物都要经过肝脏转换成能量提供给全身的代谢活动，这孩子平日里只吃不动，消耗的能量少，需要肝转换的能量也就减少，时间久了脂质堆积在肝脏得不到转换，肝脏就会跟人一样变成“胖墩儿”，这就是脂肪肝的来历。

脂肪肝长期得不到控制，脂肪就会变性坏死形成炎症，最终形成脂肪性肝炎。如果此时治疗再不及时，炎症日久形成纤维化，最终就会造成脂肪性肝硬化。虽然听起来很可怕，但是只要在脂肪肝阶段及时控制，是完全可以痊愈的，且无须药物治疗。

中医上说这种病是由于饮食肥甘厚腻太多，造成体内痰湿堆积形成的。我给他开了燥湿化痰的中药，并嘱咐孩子的妈妈，中药只能帮助肝脏代谢脂肪，最主要的还是得让孩子少吃多动。回去后家里人都很配合，吃药的同时督促孩子控制饮食，多做运动，不到半年的时间孩子的脂肪肝就消失了。在他们一家高兴之余，我不忘记提醒他们，良好的生活习惯一定要继续保持，否则脂肪肝还是有可能卷土重来的。

大家在以后的生活中一定要养成少吃多动的习惯，不要让肝脏跟着体形一起胖。当然，如果你已经得了脂肪肝也不要过于担心，只要循序渐进地将你的体重减下来，肝脏减肥也就不是难事儿。

但是各位要牢记，脂肪肝患者不要喝酒。前面讲过，饮酒会影响肝的代谢，加重脂肪肝的程度。你看那些“酒经沙场”的大忙人们，本身就是中重度脂肪肝，还因为应酬而经常地喝酒，最后很多人都患上了酒精肝、肝硬化，寿命自然缩短了很多。

除了控制体重和每顿饭的总量以外，脂肪肝患者可以多吃以下的食物。

燕麦含有极丰富的亚油酸，不但可降低血清胆固醇、甘油三酯，还具有通便的功效。

银耳含丰富的蛋白质、脂肪、膳食纤维、微量元素、胶质及对人体十分有益的银耳多糖。银耳多糖能改善人的肝、肾功能，降低血清胆固醇、甘油三酯，增强人体的免疫力。

玉米含有丰富的硒、钙、维生素E和卵磷脂等，均具有降低血清胆固醇的作用。

大蒜含硫化物的混合物，可减少血中胆固醇，阻止血栓形成，有助于改善脂肪肝，提高身体抵抗力。

海带含有丰富的牛磺酸，可降低胆汁及血液中的胆固醇；并含有食物纤维褐藻酸，能够促进胆固醇的代谢。

鱼、虾、贝类能促进肝细胞的修复和再生，补充机体代谢消耗，并提供一定的蛋白质。

除了以上这些能够降脂改善脂肪肝的食物之外，其实简单做一些茶饮，也能起到很好的改善脂肪肝的功效。福建人相对患脂肪肝、高血脂的人比较少，除了饮食清淡和环境气候以外，很重要的一点是，那里的人都有喝乌龙茶的

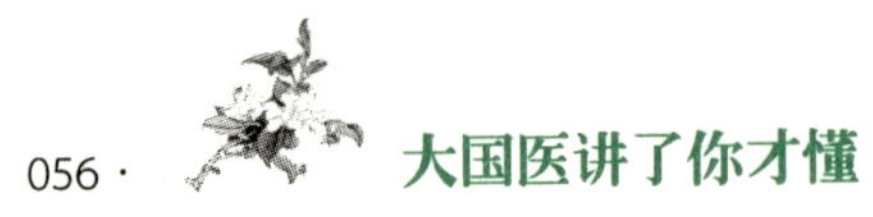

习惯，常见的铁观音、大红袍，其实都是乌龙茶。乌龙茶有很好的降脂降压作用，非常适合患有脂肪肝的朋友饮用，只不过晚上要少饮茶，以免造成失眠。

当然，在沏泡茶叶的同时，加决明子15 g或是大黄2 g，效果会更加明显，能够起到清肝明目、消脂减肥的功效。

3 毒素摄入太多，肝排不出去就变内伤

外界物质进入我们体内的最主要途径就是靠嘴吃、靠脾胃消化，因此我们身体里的毒素大多数也都是吃进来的。在我们的生活中，食物的种类越来越丰富，同时伴随而来的就是饮食的安全与健康。

在街上抬眼一望，到处都是一手拿饮料一手炸鸡、烧烤的年轻人。到超市溜一圈发现，几乎大多数食品的材料中都有着一堆的添加剂，就连新鲜的蔬菜和水果都是打过好多次农药，连虫子都不肯吃。我们年轻的时候可没有这么多“藏毒食物”，所有的饮食都是自然生长出来的，人喜欢吃，虫子也喜欢吃。

现在的这种饮食环境给人们的健康带来了巨大的隐患。新闻中曾报道过吃辣条引起癌症，喝饮料引起白血病，吃麻辣烫引起肠炎等一系列令人伤感的案例。虽然报道可能不全是真实的，但也足以警醒我们要倍加关注自己的饮食安全。

前些日子和我的一个学生聊天，听说他们医院急诊一口气收了好几个因为吃路边摊引起急性肠胃炎的高中生。这些学生据说是晚上在路边同一个小摊上

吃了小吃，睡到半夜就上吐下泻，肚子疼得要命，家人赶紧打120送到医院。幸好只是个急性的肠胃炎，这些学生经过一段时间的治疗就完全康复了。家长们报了警，但是那个路边摊却再也找不到了。

这些学生还算体质比较敏感，可以通过吐泻的方式将毒素排出体外，但有的人就没那么幸运了。有些体质不那么敏感的人，吃进去不健康的食物可能就会将有害物质堆积在体内，如果再加上机体排毒不畅，最终就会堆积成毒，影响健康。这样看来，排毒也是相当重要的一个环节。

大家都知道肝脏是人体解毒的器官，那么肝脏是怎么解毒的呢？肝脏其实有两套供血系统，一套是占肝脏供血25%的肝动脉，它来自心脏泵出的新鲜血液；另一套是占供血75%的门静脉，来自胃肠脾胰等脏器的静脉血。消化道的各种营养和有害物质由静脉回收起来，通过门静脉进入肝脏解毒或消毒，最后使毒物成为毒性较低或溶解度大的物质，进入胆汁和尿液，最终通过大小便排出体外。

中医上说肝为血海主藏血，全身很大一部分血液都要收藏于肝脏，通过肝脏来解除其中的有害物质。同时肝又有主疏泄的功能，可以通过疏通、宣泄的作用将有害物质排出肝脏，经由大小便和胆液等环节排出体外。

肝脏虽说是能够排毒，但也是有一定的限度的，超过了这个限度肝脏自然就无法完成排毒任务，最终导致毒素沉积在体内，变成身体的“内伤”。这个毒素沉积在哪里，哪里就会出问题。

在如今这样一个大环境下，我们可能无法改变什么，但是最起码可以做到尽量少地摄入“毒物”，尽量多地排出毒素。

少吃“藏毒”食物大家应该是比较清楚的，现在提倡的绿色食品就是回归自然的健康饮食。其实也不是必须要吃纯天然食品，平日里只要少吃含有人造物质较多的食物或者不卫生的食物就行。例如，加工肉虽然好吃，但里面添加了不少香料并做了防腐处理，是对肝脏伤害比较大的食物，现在已经被列为致癌食品的一种了。

那如果经不住引诱吃了“藏毒”食品该怎么办呢？这个时候也不用着急，只要帮助肝脏尽快排毒就可以了。促进肝排毒最首要的方式其实就是夜间深睡眠；其次就是要多饮水，保证大小便通畅。如此一来，体内的毒素就会降至最低，使你的身体远离“毒品”。

此外，对于肝脏排毒，有两个特效的穴位，大家可以在晚上看电视或泡脚的时候按一按。这两个穴位都是在脚上，分别是太冲穴（图4）和涌泉穴（图5）。

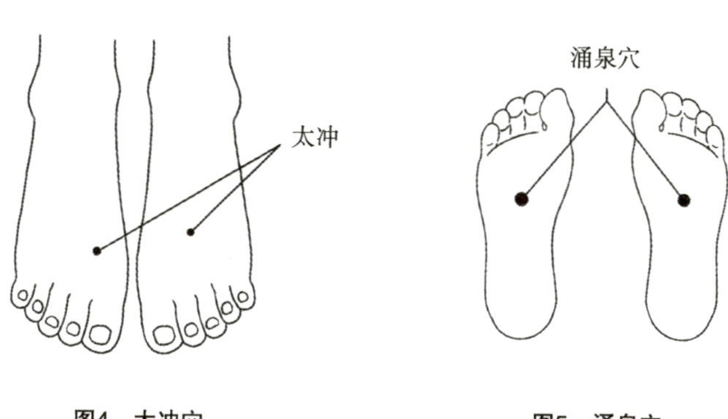

图4　太冲穴　　**图5　涌泉穴**

太冲穴的位置在脚背第一、第二跖骨结合部之前的凹陷中。每次用拇指按揉3至5分钟，感觉轻微酸胀即可。不要用太大的力气，两只脚交替按压。

涌泉穴的位置在足底的前1/3处，这个穴位比较敏感，不要用太大的力度，稍有感觉即可，以边按边揉为佳，持续5分钟左右为宜。

涌泉穴处于人体的最低处，打个比方，如果把人体比喻成一座大楼的话，那么涌泉穴就相当于是这座大楼的排污口，我们人体内脏淤积的毒素都可以通过按揉涌泉穴来帮助排出。

4 经常熬夜，肝经不畅肝血不足

如今的年轻人夜生活相当丰富，打游戏、唱歌、派对、酒吧……经常是晚上不睡白天不起，昼夜颠倒。当然，也有很多人是因为工作需要熬夜加班的。偶尔的一两次可能你还没什么感觉，但是经常性地熬夜就会首先对肝脏系统带来伤害。

古人讲“卧则血归于肝，动则血行于诸经”，人在睡觉的时候全身的血液会回流到肝脏，醒来活动起来血就会从肝脏通过经脉重新流入身体的各个部位。“人卧则血归于肝”就是中医讲的“肝主藏血”的生理功能。肝脏只有通过晚上良好的睡眠才能充分地将血液回流收藏，如此也才能在次日保证血液充分地灌注到其他器官和肢体，从而使器官和肢体得到濡养，发挥出正常的功能。

有位女患者因为月经量少来找我，仔细了解后发现她的问题可不只是月经量少那么简单。她说自己最近掉头发比较严重，眼睛看东西久了干涩，胳膊腿偶尔还无缘无故地酸困，平时容易烦躁、发脾气。

我见她的面色青灰，精神倦怠，黑眼圈非常严重。我就问她，你是不是经常熬夜啊？她很诧异地看着我问："我是经常和朋友们玩儿到很晚，公司偶尔还会加班，但是我的症状跟熬夜有什么关系吗？"我对她说："关系可大着呢！"看她一脸的不在意，我便仔细地给她讲解了熬夜的坏处。

中医讲肝和女子的月经关系很大，月经血很大一部分就来自肝血，你经常熬夜肝藏血就不好，肝血就容易不足，肝自己的血都不足了，还怎么供应你的月经呀。

再说说掉头发的事儿，头发其实也是由肝血养护的，肝血不足自然没办法养护你的头发。肝开窍于目,"肝受血而能视"，现在因为熬夜肝"受血"少了，你的眼睛自然就会缺少血液滋养，引起干涩的感觉。肝脏有解毒的功能，本来晚上血液是要回肝脏解毒的，你硬是兴奋地不让血回去，最后毒素都留在了经脉里，时间久了堵塞住经脉就会不通，经络不通四肢自然就会酸困。

肝为刚脏，体阴而用阳，夜间血液流入肝，肝得到血的滋养，肝的阳气才能得到制约。经常熬夜阴血亏虚，肝得不到滋养，肝阳相对亢胜，这样烦躁、发脾气就不难理解了。

这位女患者听我讲解完后明白了很多，意识到了熬夜的危害。我给她开了养肝血通经络的汤药，并再次提醒她，我的药是能治好病，但是如果还是经常熬夜的话，吃多少药也不会管用的。

其实，肝脏对每个人都很重要，且对女人尤其重要。女子以血为养、以肝为先天，不管是月经还是孕产，肝都发挥着非常重要的作用，也就是说肝在女人的一生中都占有非常重要的地位。因此女人一定要保护好肝脏，而保护肝脏最好的方式就是保证充足的夜间睡眠。

或许有时候迫于无奈必须熬夜，那我就在此教大家一个相对健康的熬夜的小诀窍。大家都知道晚上11点到凌晨3点是肝胆工作的时间，肝胆相照，互相影响，因此这段时间是睡眠的最佳时期，无论如何都一定要保证这个时间段的睡眠。如果连这四小时的时间都空不出来，那一定要在零点子夜时分睡上半小时。

还有的人存在一定的睡眠障碍，也就是我们常说的失眠。特别是工作压力大时常焦虑的女性，或是更年期的女性，都很普遍。我也碰到过不少这样的朋友，她们会说："我不是不想睡，关了灯躺在床上脑子却很精神，就算白天干了一天的活儿也无法迅速入睡。"

其实这样的情况，就是我们常说的"心神不宁"，心主神明，整个人无法处于安静、安宁的状态。这种情况除了自己要努力调整心态以外，还可以通过食疗来改善。在这里，我要给大家推荐几种既能养肝，又能养心安神的食物，特别适合女性。

玫瑰花含挥发油、氨基酸、维生素等成分，有养心安神、疏肝解郁的功效。

酸枣仁含有机酸、脂肪油等成分，有镇静、催眠、降压的作用，是安眠佳品。

柏子仁作用和酸枣仁相似，并具有润肠通便的功效，对阴虚血少的大便燥结十分有效。

龙眼肉又叫桂圆，含有葡萄糖、蔗糖、蛋白质等成分，有补益心肝、养血安神的功效。

百合除了有润肺止咳的功效外，还能养心安神。古人常用百合调治类似神经衰弱的症状。

5 怒伤肝，情绪失控肝受损

生活和人际交往中总会有让你不顺心的人或者事儿，有的人可以以平和的态度解决种种矛盾，而有的人则会以暴烈的脾气来表达内心的不满。殊不知，发脾气或是暴怒，不仅破坏了良好的人际关系，更是会对自己的健康造成伤害。

曾经有位上市公司的董事长来找我看病，他描述说自己最近经常头痛、眩晕、嗓子疼，偶尔还会耳鸣，两侧肋骨也不时地隐隐作痛。

我看他面红目赤，一脸的火热之象，脉诊弦滑有力，便问他是不是经常生气发脾气。他说公司近几年正处于发展期，压力非常大，自己脾气本来就不太好，在员工工作失误时，经常会忍不住发脾气，冲人家发完火就后悔了，伤了人不说，自己生气后身体还会更不舒服。

我说这就是你的病因所在。我们的老祖宗早就意识到了大怒伤肝的道理，《黄帝内经》中就有很多描述怒伤肝的名句，“人或恚怒，气逆上而不下，即伤肝也”，人在大怒的时候肝气上逆就会导致肝火上炎、肝阳上亢，从而出现头痛、眩晕、嗓子疼、耳鸣等症状。“若有所大怒，气上而不下，积于胁下，则伤肝”，就是讲大怒导致肝气上逆，肝气积滞在胁肋部，肝经循行的部位就会出现肋骨处疼痛。

“怒气泄，则肝血必大伤”，经常发怒火就会导致肝气大泄，气为血之帅，肝气泄必然会伤肝血。“怒则气逆，甚则呕血”，如果胃本来就不太好，肝的怒气就容易犯胃，犯胃就会出现吐血的症状。“大怒则形气绝，而血菀于上，使人薄厥”，如果你的脑血管本来就差，大怒之下肝阳上亢，血随阳气上涌于头面，就很容易发生脑出血而晕厥。

这位董事长听完后明白了自己身体的不适都是因为怒火，他说自己知道发脾气是解决不了问题的，但是又忍不住要发火，这怎么办呢？我解释说，容易生气主要是由于肝火太旺盛导致的，要想改掉这个毛病除了在心境上锻炼自己，还可以吃一些补肾水、泻肝火的中药。

为什么要补肾水呢？从五行上讲，肝属木，肾属水，水为木之母，肝木的生长需要肾水的滋养，如果肾水不足，则会导致肝火上升，让人脾气暴躁。我给他开了“杞菊地黄汤”加味的方子，也就是六味地黄加枸杞子、白菊花，以滋肾水、降肝火。

几个月后来找我时对我说，他最近经常听到公司的职员说他脾气变好了。不仅如此，他自己身体的不适也基本消失了。

你要知道，从古至今，中医上就提倡要“制怒”。而今天，临床医学也已经证实：高血压、中风、糖尿病、冠心病、肠胃病、肿瘤病等常见病的突然恶化或发生意外，究其根本，暴怒常为首要原因。所以我常对身边的人说：“调理情志，养肝首位，必须制怒。”

如果大怒导致身体上难以忍受或者较为严重的疾病就需要及早就医了，但如果只是轻微的不适，我们可以自行调节。首先，在想要发脾气时你可以寻找其他事物转移自己的注意力，躲开了“导火索”心情就会慢慢平复下来，再回过头来时你会发现根本没有什么好生气的。

其次，如果你的火已经发出去了，此时也不用担心，大家可以按揉阳陵泉穴来泻肝火，降低肝火对身体的伤害。

阳陵泉穴（图6）位于人体的膝盖斜下方，小腿外侧之腓骨小头稍前凹陷中。阳，阳气也；陵，土堆也；泉，源源不断也。该穴名意指胆经的地部经水在此大量气化，常按此穴有清利肝胆湿热、肝郁气滞、肝胆实火的作用。每次按揉5～10分钟，每天两次即可。

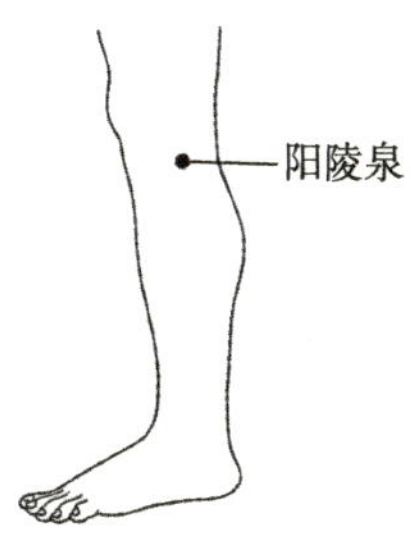

图6　阳陵泉穴

总之，大怒伤人又伤肝，请管理好自己的脾气，不要让怒火“肆意蔓延”。

6 心眼儿小的人，常伴有肝气郁结

曾经有个女孩，30岁的时候母亲去世，她无法接受这个现实，总是想着自己年纪轻轻就“没了妈”，一直没有从这种情绪中走出来，外加上生活中的一些摩擦，让她患上了抑郁症，结果没两年一查自己是肝癌晚期，并转移到了骨头。最后，没过多久她也离开了这个世界。

亲人的离世确实让人悲痛，很多事实已经发生，我们无法改变，但可以让自己学会接受现实，从现实中走出。但心眼儿太小、总是想不开的人，往往无法接受已经发生的事实，就会很容易患上抑郁症。要知道，抑郁症虽然是一种心理疾病，但却是健康的“杀手”。

其实抑郁症在古代就早有研究，导致抑郁的原因很多，但最主要的就是情志不遂、肝气郁结。肝是主疏泄的，疏泄功能正常，身体的气机才会条畅，五脏六腑才能正常工作。心情不好肝气郁结时，肝的疏泄功能就会被抑制，长期处于被抑制状态就会使机体功能紊乱。

这就好比古人讲的肝属于木。木曰曲直，树木的健康生长是需要有个舒适的环境的，如果这棵树经常受到外界环境的打压，最后肯定会长得歪歪曲曲无法成材，人体的肝脏就是如此。

现在的生活节奏很快，人的心理压力又非常大，“心眼儿小的人”就显得多了起来，我说的这种“心眼小”并非指先天性格的问题，而是指各种因素导致的精神敏感、容易多疑的状态。这种人一般体型偏瘦，性格上比较内向，情绪跟晴雨表似的变化无常，经常还会对身边的事物产生怀疑，一点儿小事儿就能触动敏感的神经。我观察这类人通常看上去总是一脸惆怅，平时嘴角是向下掉的，给人一种很难相处的感觉。

《红楼梦》中的林妹妹其实就是这样一个“心眼儿小的人”。林黛玉的形象给人一种多愁善感的感觉，时常唉声叹气，一点儿小事儿就会想不开甚至惆怅落泪。有的人可能觉得这是一种古典美，其实在医学上这属于病态，或者可以称她为病态美。

像林妹妹这样的人都比较情绪化，容易导致气机不畅，从而形成肝气郁结。肝是调节人体的气机的，气机不畅，气就会在体内运行受阻，这个时候哪里受阻哪里就会生病。肝经循行于胸胁，胸胁气滞就会出现乳房胀痛、胁肋疼痛的现象。心胸气滞就会有喜欢叹气现象，叹一口气气郁就会缓解，胸闷感觉就会减轻。

“怒气郁，则肝血暗损。怒者血之贼也”，肝气郁结日久就会导致血行不畅、肝血受损、瘀血形成，女性会出现月经推后或者闭经，男性会出现性功能减低等症状。从舌象上来看，气郁的人舌头两侧经常是红赤的，久郁的人还会出现暗红的舌象，这就从气郁发展成了血瘀。从脉象上看脉是弦紧而细的。

如果是肝气郁结初期，通过自身的情绪调节还能好转。气郁日久就会慢慢由轻度抑郁变为重度抑郁。抑郁症是非常危险的，严重了伤己又伤人，因此及时发现并治疗抑郁情绪是非常关键的。如果你发现自己某段时间情绪比较低

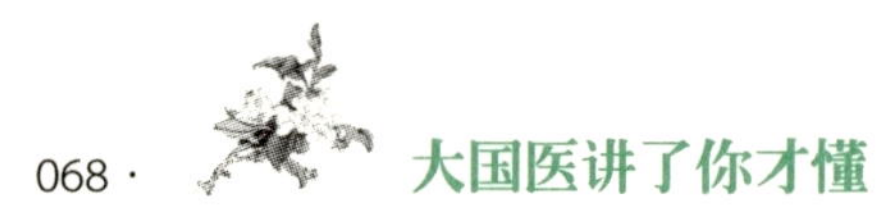

落，那就一定要尽早把自己拉离抑郁的边缘。

除了自身的心理调节外，我给大家推荐一个简单的舒缓情绪的小方法。“心眼儿小”的一类人平时可以喝“合欢茶”。合欢茶的主要材料是合欢花，“合欢”的名字就说明了这味药可以使人欢乐无忧，同时还可以帮助睡眠。借合欢之名，希望大家积极阳光、合家欢乐。

具体的做法是：合欢花、白菊花各30g，绿茶1撮，用沸水冲开，当茶饮即可。也可根据自己的口味加几粒冰糖。这道茶饮能够疏肝解郁，调节心情，对心情处于抑郁、胸闷的朋友非常适合。另外，处于烦躁抑郁的更年期女性朋友，也可以采用这个茶饮方改善自己的情绪。

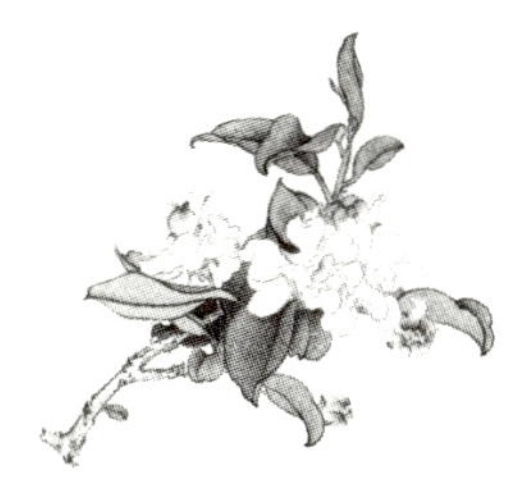

☆ 肝脏喜欢你这样养

我们五脏六腑的器官就像一部汽车里的零件，或许暂时没有大的毛病，但是你不维护肯定是不行的。您花了几万、几十万去买辆车，还知道定时保养，身体比汽车要娇贵得多，更是没有理由不去爱护了。养生，养生，不养就不会有好的生命质量，所以养才是健康的保障。

说到养肝，我们沈氏女科有一些独到的方法，这些方法行之有效，因为我们沈氏女科的各代传人都是受益者，患者和朋友也是受益者，所以希望您没事儿的时候可以在家试试。

首先说食疗方，我推荐两款食疗粥膳，制作方法非常简单，味道又好，大家可以一起学习着做一下。

1. **菊芹粥**

做法：白菊花15g、连根芹菜30g煎水取汁，用此水煮绿豆30g、薏米150g、荸荠（去皮）20g，熬成粥，一天分2次食用。可每周吃上两三天。

功效：具有降压清热，利湿宁神，养肝护肝的功效。

2. 养肝八宝粥

做法：红枣10个、枸杞子10 g、白扁豆30 g、龙眼肉10 g、乌梅10个、薏米30 g、银耳10 g、赤小豆10 g。将材料洗净之后熬粥，放适量红糖、姜片。

功效：调经止痛、益气养血、养肝健脾。

除了这两种粥膳以外，我们沈氏女科还有一个家传的养肝秘方**“养肝安神散”**，其实也非常简单：当归、白芍、柴胡、炒白扁豆按照1∶1∶1∶1的比例研磨成粉，每晚睡觉前用温开水送服3 g，同样具有养肝安神的功效。而这些中药，哪个药房基本上都能买到的到，很是方便。

还有一些朋友喜欢通过经络穴位来养护身体，我一样也有两个家传的养肝安眠穴位推荐给大家。这两个穴位可以说是养肝护肝的首选。

穴位1：神门

神门穴（图7）分属手少阴心经，在腕部，腕掌侧横纹尺侧端，尺侧腕屈肌腱的桡侧凹陷处。按摩神门穴对失眠、心痛、惊悸、健忘等心与神志病症有很好的改善作用，同时也能起到降低血压、安神养肝的功效。

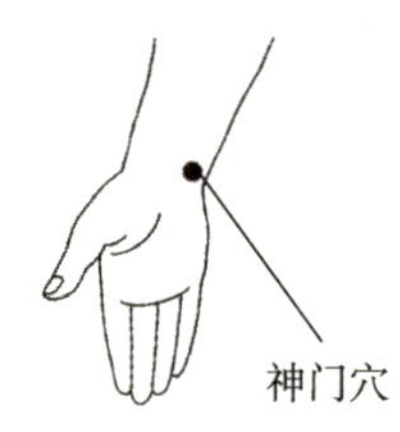

图7　神门穴

穴位2：太冲

太冲穴（图8）分属足厥阴肝经，位置在脚背第一、二跖骨结合部之前的凹陷中。我前面讲过，按摩太冲对肝脏排毒有很好的效果，除此之外，对卒中、口眼㖞斜、咽痛、目赤肿胀、头痛、眩晕等肝经风热病，以及黄疸、胁痛、腹胀、呕逆等肝胃病症也有很好的治疗作用。

手上的神门穴和脚上的太冲穴，可采用手指指针点穴按摩（指针点穴是用一指或二、三指点在痛点或穴位上，先轻后重），每天按2次，每次15分钟，坚持数周，可起到养肝护肝、安神助睡眠的功效。如配以上面所列的两道粥膳或养肝小秘方，效果更佳。

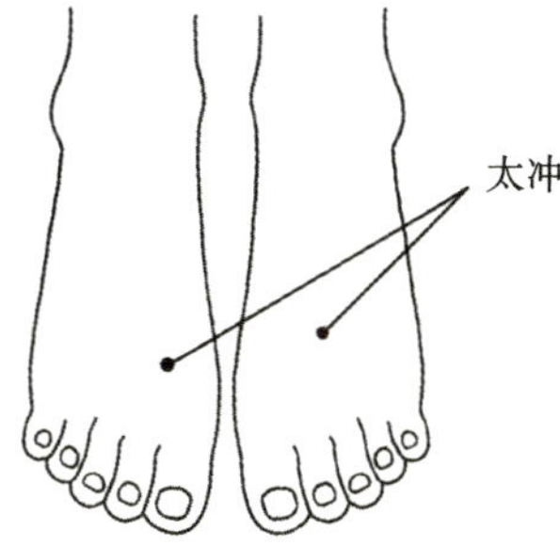

图8 太冲穴

脾为何越来越弱？

十个人五个脾虚，我这么说一点儿都不夸张。中医上讲，脾主运化，是对人体至关重要的器官。但无节制的饮食和糟糕的作息习惯，让脾变得越来越虚、越来越弱，结果是脾的运化能力差了，疾病就来了。

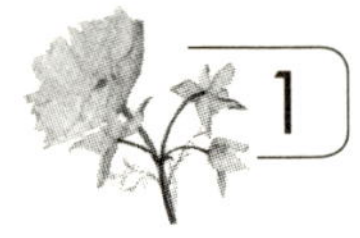

1 爱吃凉食，阳伤脾虚诸病来

我年轻的时候不像现在，那时候冷饮不多，炎炎夏日也就是喝一些茶、吃一些瓜果来祛暑，可是现在却不一样，层出不穷的冷饮、冰激凌占领了人们的生活，很多人嘴上把控不住，想要享受那份凉爽，却不知道实际上已经埋下了疾病的种子。

仔细想想，人体是一个相对封闭的“口袋”，本身内部循环是热的，你却非要总是往里放冰冷、寒冷的东西，不生病才怪。

去年入秋，有位老太太带着小孙子来看病，她说孙子经常感冒、发烧，感冒起来还咳嗽、拉肚子、不停地流清鼻涕。我看这孩子舌根脾胃处发青，心想他一定是爱吃凉食。

果不其然，他奶奶说孩子特别喜欢吃冰激凌、喝饮料，每天必不可少。听到这里我就忍不住劝诫这位奶奶，疼爱孙子是对的，但是不能这样惯着他，让他养成不好的习惯。小孩子本来脾胃就虚弱，经常吃凉的肯定会损伤脾阳，脾阳是后天之本，脾阳一伤病也就来了。我给他开了些温阳健脾的药，临走嘱咐这位奶奶，回去一定不要再让孩子吃凉食，最好是能给他养成一个吃热食的习惯。

可能大家觉得我对小孩子太严厉了，小小年纪就无法享受到凉品的美味，其实现在的放纵只会在不久的将来对他的身体造成伤害。冷饮进了肚子里是需要阳气先温暖成和身体一样的温度才消化的，吃太多冷饮就会经常消耗脾阳，日久脾的阳气就会亏虚。

其实脾就好比火炉，阳气就是柴火，你不停地用火炉加热冷水，柴火就会消耗得很快，直到你砍的柴供不上火炉烧水，这也就意味着阳气亏虚了。

脾阳损伤之后，轻者厌食、挑食，重者呕吐、泄泻。吃进去的食物都是靠脾胃的阳气运化才能化生气血，人体得到气血的濡养才能生长，这就是《内经》中“阳生阴长，阳杀阴藏”的道理。其实冷食不仅仅伤脾的阳气，还会伤五脏六腑乃至全身的阳气。比如脾阳受损，导致腹泻，久泄久利就会损伤肾阳，出现手足不温，畏寒，痛经，精神倦怠疲乏等症状。其实，人全靠一身阳气生存于世，明代著名医家张景岳所说的“天之大宝，只此一轮红日；人之大宝，只此一息真阳”正是此意。

现在的孩子们经常是冷饮在手，我看着真是为他们的身体忧心。很多家长并不是不懂这些寒凉伤阳的道理，他们只是屈服于孩子对凉食的渴望。孩子可能没有判断力，但是作为家长一定要帮助孩子建立起这种健康观，出于对孩子们未来的负责，不要过于溺爱。

推而广之，我们大人何尝不是明知故犯，明知道贪凉不好，可是自信自己能扛得住，或者觉得能养回来，就肆无忌惮地贪凉饮冷，最后落下了一堆病。

俗话说，病来如山倒，病去如抽丝，人一旦生病是很难恢复到健康状态的。所以，与其想着吃坏了再把阳气养回来，不如想想怎么不伤阳气。

曾经有个东北小伙子，身体壮硕，有个爱好就是喜欢喝凉奶，其实应该叫冻奶，按他的话说就是带冰碴儿的那种。他喝了两年冻奶，现在是一遇风冷就拉稀，一喝冷饮就胃疼，满脸痘痘，一喝清热解毒的药就腹痛作泻。最后我给他开了大剂的附子理中汤，温中散寒，慢慢调理了3年才恢复如常。真是喝了几年凉奶，就要喝几年热药啊。

真要是说起来，就没有养阳气的方法吗？肯定是有的。不说道家追求纯阳之体，也不说气功养气练气之法，就只论平日里的衣食住行，总结起来有这么几条：早睡早起，遮风避寒，不食饮冷，不妄作劳。最后，再教大家一个食疗的方法：每天3片醋泡姜，阳气充足身体好。

2 不吃主食，脾气不足精神差

有一回，我在上海的小侄女过来看我。我让家里人给她准备了一桌子饭菜，但是她却不怎么动筷子，只是简单地吃了几口蔬菜。我问她是不是胃口不好，她告诉我说最近流行一种减肥方式：只吃蔬菜水果，不吃主食。我说这可不行，减肥我是支持的，但是不吃主食光吃瓜果蔬菜，你的脾胃一定会受伤。脾胃没有了五谷的滋养，无法得到温暖，气血都会亏损，这是肯定不行的。

在我一通劝说下，小侄女终于在意识上有了转变，开始好好吃饭了。

其实靠不吃饭来养生的方法自古就有，像佛家有过午不食的戒律，道家有辟谷的功法，但是这些都是作为修行的一部分，是有相配合的功法的，比如打坐等。我们普通人需要工作和交际，如果想通过不吃主食来减肥，那么一来会导致气血不足，二来也会损伤脾胃。

《黄帝内经·素问》中说“五谷为养，五果为助，五畜为益，五菜为充，气味合而服之，以补精益气”就是这个道理。只有五谷才能够补养身体，瓜果蔬菜只是起辅助作用。

《黄帝内经》中还有这么一句，“谷肉果菜，食养尽之，无使过之，伤其正也”，这里就是讲谷肉果菜我们都要吃，说明我们的老祖宗对于平衡饮食非常重视。

我们医院有个年轻的护士小王同志，也是听信不吃主食，只吃一些凉拌蔬菜的话，后来体重倒是下降了快20斤，但是出现月经延期，经量少，食欲不振，手足冷，乏力没精神等症状，于是就来找我调理。我一看她面色暗黄，没有光泽，脉细弱无力，尤其右手关脉更是细弱如丝，辨证为脾胃气虚，气血两虚，给她开了人参归脾汤14剂，并嘱咐她以后一定要好好吃饭。

小王同志因为不吃主食，脾胃缺乏五谷之气的温养而虚弱，导致气血生化无源，日久则气血亏虚，继而出现精力减退，神疲乏力，月经量少，延期，甚至闭经等症状。要知道五谷最具土气，是微微甘甜而入脾的，能养五脏。因此我说想要通过不吃主食来减肥的方法是绝对不可行的。

正确的节食减肥方式应该是饮食平衡，种类多但是量不大，这才是“管住嘴”的真正含义。否则体重下来了身体也垮了，皮肤也变得没有光泽，最终得不偿失，这可就与“美丽”背道而驰了。

从西医来讲，我们每天需要摄入一定量的糖类（碳水化合物），用以维持身体70%的能量供应，虽然在果蔬和米面类的主食中都含有糖类，但是其含量比例相差很大，果蔬中的糖类含量远不及主食。吃果蔬减肥主要是因为其中的纤维素以及产生的饱腹感可以减少食量，摄入的能量不够，身体就只能燃烧脂肪甚至消耗身体的蛋白质来提供能量，这样身体很容易就会出现各种代谢异常。

所以说，想要减肥，不能靠低糖类的饮食方式。西医认为肥胖是因为一天的总热量摄入大于消耗量，而单位脂肪含有的热量要比糖类大得多，因此正确的饮食方式应该是低脂而富含糖类。

我们的日常饮食能量比例中糖类应该占到55%～65%，这样才能够满足身体所需。因此我建议大家最好每天能够吃两种以上的主食，如土豆、红薯、大米、大豆、玉米、小米等，任选其二。

3 过度劳累，内伤脾胃百病生

脾胃是人生、长、化、收、藏的根本，如果脾胃受伤，人体所需的阳气、阴精、营血，也就必然不足，新陈代谢活动也就不能正常运作，各种疾病也就随之产生。所以，金元四大家之一的李东垣在《脾胃论》中说：“内伤脾胃，百病由生。”各种致病因素中过度劳累是损伤脾胃的一大主因。很多人可能都会有这样的体会，辛苦劳作一天，该休息的时候却发现睡不着了，心情烦躁、全身燥热难耐，躺在床上辗转反侧，虽然很困乏却毫无睡意。这就是我们俗称的累过劲儿了。好不容易熬到了第二天，又出现了新的问题，或者是不想吃饭，或者是食欲极好但是吃了不消化，又或者是大便不通畅。这就是劳累过度脾胃受伤的体现。

人身阳气“烦劳则张”，烦劳伤阳，元气不固，谷气不升，阴火不藏，所以会心烦躁热难以入睡；身体不得休养生息，从脾胃外逸的元气不得恢复，因此不想吃饭；阴火消谷，故而食欲较好，但脾胃运化无力，所以吃了不消化，大便不爽。从这里我们能看到，内伤脾胃病症状变化复杂，总结起来大致可以分为五类。

一者运化不足，水谷不化而湿困，倦怠嗜睡，大便泄泻；二者脾胃元气不足，气短脉弱，身倦乏力。脾胃生化无源，阳损及阴，阴血亏虚，心悸，皮毛枯槁，发脱落；三者脾土不能生金，气虚自汗，四肢发热；四者脾气不升，自觉坠胀，气短乏力，或者影响气化，小便不利，或黄赤而少，或尿多，遗尿、尿频、憋不住尿等。

我年轻的时候曾治过一例小孩遗尿，这个8岁的孩子是一位副局长家的侄子。男孩子很调皮，一天到晚地不着家门，到处疯玩儿，最近半年出现了经常尿床的现象。第一次见他时面色萎黄，不好好吃饭，家人说课堂上还经常瞌睡，注意力不集中，平时容易感冒。考虑到他很贪玩儿，再加上其他的症状，我判断是“过度劳累”导致的脾虚气陷。脾气是有升提固摄作用的，脾气虚弱就会提不住尿导致尿床。我给他开了补中益气汤，喝了两周他就痊愈了。

那么我们要如何强健脾胃呢?《黄帝内经》讲脾主四肢，即人体四肢对应脾，四肢得伸，脾胃得健。所以，健脾胃最好的方式还是运动锻炼，当然锻炼也要有个度，否则太过就变成了“过度劳累”。我经常建议我的患者多动动，但我发现有很多人会有这样一个误解：我每天都在动啊，干活，走步，买菜洗衣做饭等，怎么越动越累，越动脾越虚啊?这就是此动非彼动，我们谈的两种运动有本质上的区别。我讲的运动是神形合一的，大家说的运动是心意外放的劳作。

观察一下太极拳的高手，打拳的时候一定是心神收敛。反之，劳作时的你，一定是注意力集中的处理问题。你都不去关注自己的身体，身体怎么可能得到锻炼呢！所以我经常建议大家，每当你过度劳累的时候，就请安安静静地闭上眼睛，不去思考任何问题，只去体会自己的身体，哪里酸了、哪里累了、哪里疼了，然后对自己的身体说“你辛苦了”，深呼吸数分钟后睁开眼睛，你会觉得眼前一亮，精神倍增！

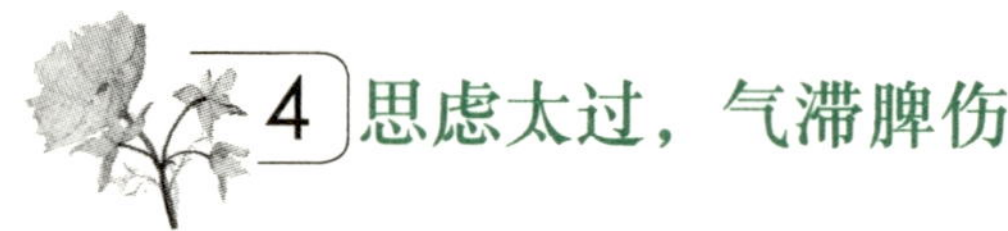

4 思虑太过，气滞脾伤

《黄帝内经》讲“脾主思，思伤脾”，这句话我们大部分人都听过。那么为什么脾主思？思虑太过又怎么会伤脾呢？

首先我们大家都知道思考是靠心脑来完成的，而并非脾。脾自己不能思考，但是脾属土主静，人安静而后能深思，这就是《大学》所谓“安而后能虑也”。你看“思”字，上为“田”，下为“心”，心脑之思考全赖于脾土的镇静之力，这一点古人早有研究。

那么思虑太过是怎么伤及脾的呢？中医里有个词叫做气机，是指人身脏腑气血运动的趋势，可以概括为升降出入。那么其中脾是主升的，而思考的过程相当于阻碍脾升发的过程，思虑太过之后，脾气长久得不到升发，就会被压制住，从而导致气结于中，中焦气滞不通，比较常见到表现有：胃部常有堵塞感，不想吃饭，腹泻，甚至肌肉消瘦，头昏眼花等。

最近有位患者就很典型。这个患者是位年轻小伙子，因为吃不下饭来找我看病。我观察这个小伙子身体健壮，但是因为食纳不佳，脸色已经开始发黄。一问原因，原来是在前不久上司给布置了个比较艰巨的任务，所以他就整天思考着怎么能圆满完成。

他描述说自己当时就连吃饭睡觉都在想，不过可喜的是最终顺利完成任务，赢得了上司的肯定。但自此以后他发现自己一吃东西就胃胀，吃下去还堵得慌。他这就是思虑太过导致脾虚气滞了。现代医学认为，人在思考的时候大脑供血增加，而脾胃的供血则会大幅度下降。如此想来，像他这样喜欢思考的人脾胃的供血经常是不足的，长久如此脾胃的功能肯定会受到影响，这类人容易得脾胃疾病也就不难理解了。

所以我劝诫他，以后吃饭睡觉的时候尽量不要想事情，该工作就工作，该休息还得休息，要学会劳逸结合。我给他开了理气健脾的中药，调理一段时间后基本恢复正常。

我们现在的生活中信息量如此之大，需要处理的事情那么多，不思考是不可能的，那么要如何保证思考不至于太过呢?

第一点就是要劳逸结合。每工作1～2小时的时间，就要停下来休息10～15分钟。人的注意力相对集中的时间也就1小时左右，过了这个时间再继续下去也是事倍功半，倒不如停下来休息一下。

但是这里面有个误区，很多人认为停下来休息就是捧着手机上网，其实这样你的身体是得不到休息的，反而会加重疲劳感。网上的东西比工作中的事务杂乱多了，看似只是手在滑来滑去，其实大脑也在不停地运转。

第二点是千万不要在吃饭时动脑筋。用餐时包括餐后1小时脾胃都是在高速运转的，此时想事情、处理工作学业，会对脾胃造成极大的负担，长期如此很容易导致消化系统疾病。

第三点是我给大家推荐的常用处方。对于脑力劳动者，难免会出现思虑太过而伤脾胃的情况，这个时候，大家可以服用香砂六君丸。如果只是轻度的胀满不适，也可以泡点儿陈皮、山楂，吃点儿白萝卜等理气的食物。

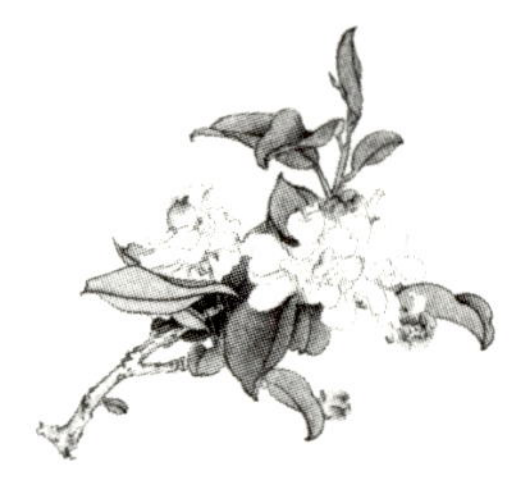

☆ 脾不虚，病不找

有一些中医基础知识的朋友都听说过“脾主运化，胃主受纳”，说的是二者共同完成食物的消化吸收及营养的运输，从而滋养全身。脾具有将水谷化为精微，并将精微物质转输至全身各脏腑组织的功能。

水谷入胃，全赖脾阳为之运化。所以古代医论著作《医原》上讲到“脾有一分之阳，能消一分之水谷；脾有十分之阳，能消十分之水谷”，是非常有道理的。脾一旦有毛病，身体就不能实现这种转化，人吃进去的饭、喝进去的水，不能正常运化，无法供给五脏六腑营养，结果是什么？人体的血液减少了，脸色就由白变黄了。

所以我们中医看一个人的脾好不好，先看脸色，当我们看到一个人脸色发黄，且不太明亮、不太润泽，基本就能判断这个人脾虚。如果伴有精力差、易困倦、食欲减退、消瘦或虚胖、大便溏稀、纳少腹胀、面目浮肿等情况，一定是脾虚无疑。

脾虚辨证来看，一般可分为脾气虚、脾阳虚、中气下陷和脾不统血这4

种，其中前两种是比较常见的，基本上我碰到的10个患者朋友，就有一半或多或少存在这两种脾虚症状的。

很多人对脾虚的危害认识不够，甚至根本不知道自己有脾虚。例如，大便溏稀的人，总是以为自己胃肠不好，去了医院做胃镜吃胃药，折腾了半天都不见好。其实问题出在了脾上，脾阳虚的厉害，无法帮助肠胃对食物进行运化，所以才会出现这种情况。

而且脾虚长期得不到改善，会导致各种疾病的发生，特别是女性。比如中气下陷的典型症状就是久泻、脱肛、子宫脱垂等；脾不统血的典型症状是月经过多、崩漏、便血、皮下出血等。实际上，对身体的危害是巨大的。长期脾虚的女人气色差，男人精力差，都会对生活造成一定的影响。所以，适当的健脾补脾还是有必要的。

常见的补脾食物有：

红薯补脾胃、益气力、宽肠胃。宜于脾胃虚弱，形瘦乏力，纳少泄泻。多食易引起反酸烧心、胃肠道胀气。

香菇益胃气，托痘疹。宜于脾胃虚弱，食欲不振，倦怠乏力。属于发物，麻疹和皮肤病、过敏性疾病忌食。

山药补气健脾，养阴益肺，补肾固精。宜于脾气虚弱，食少便溏，慢性泄泻。湿盛和气滞胀满者忌食。

栗子补脾健胃，补肾强筋，活血止血。宜于脾虚食少，反胃，泄泻。气滞腹胀者忌食。

红枣补益脾胃，养血安神。宜于脾胃虚弱，食少便稀，疲乏无力。气滞、湿热和便秘者忌食。

鸡肉补中益气，补精添髓。宜于脾胃虚弱，疲乏，纳食不香，慢性泄泻。实证、热证、疮疡和痘疹后忌食。

兔肉补中益气，凉血解毒。宜于脾虚食少，血热便血，胃热呕吐反胃，肠燥便秘。虚寒、泄泻者忌食。

猪肚补益脾胃。宜于虚弱、泄泻，近代用于胃下垂和消化性溃疡。

牛肚补益脾胃，补五脏。宜于病后气虚，脾胃虚弱，消化不良。

羊肚补虚弱、益脾胃。宜于形体瘦弱，脾胃虚寒。

牛肉补脾胃，益气血，强筋骨。宜于脾胃虚弱，食少便稀，中气下陷，慢性泄泻。

鳜鱼补脾胃，益气血。宜于脾胃虚弱，食欲不振。虚寒证、寒湿证忌食。

泥鳅补中益气，利水祛湿。宜于中气不足，泄泻，脱肛。

粳米补中益气，健脾和胃。宜于中气不足，倦怠乏力，食少便溏，脾胃不和，呕吐，泄泻。

糯米补中益气，补肺敛汗。宜于脾虚腹泻，食积证、气滞证、湿证、脾虚胃弱及消化不良者忌食。

扁豆健脾化湿，清暑和中。宜于脾虚湿盛，食少便稀，暑湿吐泻。气滞腹胀者忌食。

豇豆健脾，补肾。宜于脾胃虚弱，腹泻，呕吐。气滞证和便秘者忌食。

除了补脾常吃的食物以外，我们还要记住哪些食物是脾虚者尽量远离的。易损伤脾气的食品，如苦瓜、黄瓜、冬瓜、茄子、空心菜、芹菜、苋菜、茭白、莴笋、柿子、香蕉、枇杷、梨、西瓜、绿豆、豆腐、莜麦等。味厚滋腻，容易阻碍脾气运化功能的食品，如鸭肉、猪肉、甲鱼肉、牡蛎肉、牛奶、芝麻等。利气消积，容易耗伤脾气的食品，如荞麦、山楂、萝卜、香菜等。这些食物最好少吃为宜。

对于脾虚胃口差的朋友，我再向各位介绍一个沈氏女科家传的末药方“**健脾开胃散**”：焦山楂、谷芽、麦芽、神曲各100 g，按照1：1：1：1等量研成粉，每次冲服3 g，每天1～2次，两周为一个疗程。这个方子有助消化，对脾不健运、脾虚引起的胃口差、食欲不振，有很好的改善作用。同时这个方子也有祛痰的功效，老少皆宜，男女通用。

胃，你还好吗？

说完了脾，我们再来看看脾的“好兄弟”—胃，是怎么被不良的习惯所伤害的。作为消化器官中最为辛苦的一个部位，胃肩负着无比重大的责任，但令人遗憾的是，却很少有人懂得关爱它。

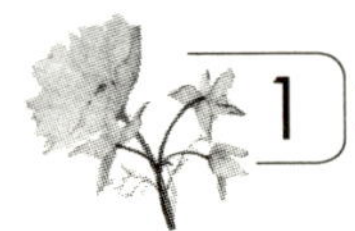

1 不吃早餐的人，长期胃空着早晚胃溃疡

我们这个年纪的人大都习惯了早起，早餐自然也是必吃的。现在的很多年轻人都有晚睡晚起的坏习惯，工作日总是紧赶慢赶地上班上学，休息日又赖床不起，久而久之早餐就成了一件可有可无的事项。在他们看来，早餐不过是一顿饭的事儿，却不知道不重视这顿饭就能让你患上胃溃疡。

几个月前我遇到过这样一位年轻患者。那天早上我刚到医院坐定，一个二十多岁的小伙子便匆匆忙忙地走进诊室，他还没等坐稳就开始叙述病情：

“沈大夫，我胃疼了好几年了，最近疼得厉害，我赶时间上班，麻烦您给先看看吧！”

一听是胃疼，我首先问了他的饮食情况，一番了解后得知他从初中开始就很少吃早餐，工作后更是没时间顾及，就连今天看病都是掐着点儿起床匆忙赶来的。

详细询问后得知，他高中的时候就查出有慢性胃炎，最近经常出现吃过饭胃疼的情况，闹得他连饭都不敢吃了，本来就只吃两顿饭，现在吃得更少了，150多斤的小伙子半个月就瘦了十来斤。他除了胃疼还有反酸、胃胀、口渴的症状，这一听基本上就是慢性胃炎发展成了胃溃疡。

他整张脸看上去是蜡黄的，把了把他的脉，虚弱无力还有热象，中医上是脾胃虚弱、虚火灼胃。年纪轻轻的就得了胃溃疡，看着都让人心疼。

我跟他说我见过不少得胃溃疡的，但没见过像你这么不知道照顾自己的孩子。你今天上午说什么也得先请半天假，好好吃顿“迟到的”早餐，我今天一定得跟你说清楚这个病的重要性。首先你得知道你怎么得的这个病。

中医上讲上午7点到9点是胃经主令，9点到11点是脾经主令，也就是说整个一上午都是脾胃工作的时间，也就是胃酸分泌相对旺盛的时候。而胃完全排空食物最多需要6小时，所以晨起时胃里早就空空如也。你应该知道胃是管消化食物的，它可不像人一样聪明，不管你吃没吃东西它是一定会工作的，你不吃早餐不让胃去消化食物，那它就去消化你的胃黏膜。久而久之黏膜薄弱的地方被消化掉，接下来又去消化黏膜下的胃壁，胃壁可是你身上的肉呀，肉都被消化了你能不胃疼吗！

再给你打个比方吧。其实胃黏膜就好比屋顶，胃酸就好比酸雨，吃下的食物就相当于给屋顶加了一层防酸保护膜，你不吃早饭屋顶就直接受到酸雨的腐蚀，长此以往你的屋顶就被腐蚀破裂，屋顶破了你的肉身也就难保了！

他听我讲解之后连连点头，后悔自己没有早点儿来看大夫，还追问我会不会有生命危险。我笑着跟他说你现在知道害怕了吧，其实不用太着急，只要你从现在开始按我说的做，胃溃疡就不是什么要命的病。但是如果你依然我行我素，那就严重了！轻的引起血管破裂就是胃出血；重的导致胃破裂就是胃穿孔；胃破了之后里面的东西就会流到肚子里，原本无菌的腹腔进来异物就会发炎，这就发展到了腹膜炎，那可严重了，治得不及时就真的要命呀！

小伙子听到这儿有点儿紧张了，直问我该怎么办，我把该注意的从头给他说了一遍：首先，无论多忙都一定要在7点左右起来吃早饭；其次，不能吃过于刺激的食物，辛辣寒凉的都尽量不要吃；再次，工作也不要太拼命，劳逸结合，留得青山在不愁没柴烧嘛；另外，胃溃疡容易受不良情绪影响，因此要尽量开心点儿；最后，一定要按时吃我开的药，定期来复查。

小伙子很听话，回去后照我说的做。第一个月胃就很少疼了，第二个月胃就没再疼过。我告诉他胃不疼了但是溃疡还是在的，所以一定要坚持良好的习惯。

从这个小伙子身上，大家也应该能吸取点儿教训吧。早餐是一定要按时吃的，最好赶在8点之前，也就是胃开始工作前把早餐解决掉。千万不要让自己的胃空虚太久，否则它会跟你闹脾气的！

说到胃溃疡，如果您有感觉自己的胃有胃痛泛酸的症状，就要小心了。特别是吃饭之后1小时出现腹部的疼痛感，经过一两小时才有所缓解，这就是胃溃疡的典型症状。但是由于胃内湿润，溃疡很难愈合，所以要治疗胃溃疡病，首先要做到制酸和保护胃黏膜。

我们沈氏女科有个传下来的方子叫“**乌贝散**”，对胃溃疡及十二指肠溃疡都有很好的改善和治疗功效。“乌贝散”的主要组成是：制酸用乌贼骨15 g、凤凰衣3 g；保护黏膜用白及10 g；清热解毒、消痈散结用浙贝母10 g、蒲公英10 g；热性反佐，健胃止痛用甘松3 g，共6味药研为细末，装入1号胶囊（0.3 g），每次吃上5粒，每日2次。大家可以到药房买来这些中药，然后试一试，看看溃疡病是不是减轻了许多。

2 “一冷一热”，胃的眼泪你看不见

天冷了大家都喜欢吃火锅，这是个很好的御寒保暖的食物。但自从冷饮出现在饭桌上，火锅就变得没那么“善良”了。

去年冬天一位上大学的小伙子来找我看病，他描述自己最近一个多月胃里烧心、反酸，有时候晚上还会难受得睡不着。我询问他饮食状况，他说平时喜欢吃火锅，而且喜欢吃辣味儿火锅，每顿饭还喜欢喝冷饮，这就难怪了。冷热刺激性食物长期如此刺激食管、胃黏膜，黏膜就会变得脆弱，不能抵御胃酸侵蚀，吃饭后胃酸分泌过多，就会导致烧心。胃不和则卧不安，晚上睡不着也就不难理解了。

这位小伙子的病是因为寒热交替饮食得的，因此造成的就是寒热错杂的病，治疗的时候还得以寒热并用的方药。我给他开了几剂汤药，给他讲解了病情，临走时他对我说“以后再也不这样吃饭了，吃的时候嘴巴爽，吃完了胃可难受死了”。

在生活中我发现这样吃饭的大有人在，他们吃饭时餐桌上必有冷饮，这可

不是个好现象。胃壁到处都是毛细血管，你先吃点儿热的让血管扩张一下，又突然吃点儿凉的，让血管收缩一下，这“一惊一乍”的刺激，血管肯定受不了。时间久了，轻的可能只是前面那位小伙子的症状；重的如果引起毛细血管痉挛就会胃疼；再严重了血管受到长期刺激变脆弱，就很容易引起胃出血。

胃也是你身上的肉，如果把自己的身体比作胃，冷热交替饮食就好比给你浇了盆冷水再烤烤火炉，连续多次这样你肯定会感冒，甚至发烧，更别提单薄的胃了。

中医里胃是喜燥恶湿的，同时胃也是属于阳脏，由胃阳的推动来工作的。长期的冷食和热食交织在一起，最容易伤及胃阳，而胃阳受损又容易导致运化功能减退，从而产生湿邪，湿邪阻滞胃腑又会影响胃的功能，最终形成恶性循环。

推而广之，我见很多人在夏天是冷饮不离手，夏季本就应该是阳气浮散在上的，此时吃进去的冷饮碰上了浮着的胃阳，这一冷一热一交争，冷饮肯定战胜胃阳赢得胜利。胃阳被冷饮这么一打压，肯定会损兵折将，如此久而久之胃阳虚也就逐渐形成了。

说了这么多冷热交替饮食对胃的伤害，那么我们到底应该吃什么温度的食物呢？我的回答是太热太冷的食物都不要吃，与体温相近的食物最舒适。不吃冷食大家可以理解，为什么热食也不能吃呢？

其实，过热的食物会刺激消化道黏膜，长期吃过热的食物很容易发生上消化道癌变。河南有个村庄就曾经是食管癌的高发地，后来经过调查发现，这个村的村民大多数都有一个习惯就是喜欢吃很热的饭，由此才揭开癌症村的谜题。

而与体温相近温度的食物是对消化道刺激最小的，同时也是最适合于胃消化的。那么与体温相近的温度是多少呢？其实你的口腔就是一个天然的体温计，放在嘴里不烫也不冷，感觉正好，那就是你的体温了。

3 把药当饭吃，胃气受伤，动力全无

以前大家总喊着“看病难，看病贵”，现在我们的医疗保障政策越来越完善了，看病吃药掏的钱也越来越少了，这也就导致很多人有了这样的心理：反正看病不掏钱，一定要把医保的钱吃完。你可能认为自己占了大便宜，但我觉得你是吃了大亏。

还有的人是习惯了有病去医院抓药，觉得无论是多大的病，不吃药是肯定不会好的。这种想法也非常错误，要知道，我们人体是有自愈功能的，完全可以通过食疗食补和经络推拿来改善自己的病情。而且很多小病，例如感冒之类，你去医院开的一些西药无非是缓解表面上的症状，其实还是需要你自己身体经过一段时间的调整，将身体里的风邪、湿热排出，人体达到阴阳平和才能完全康复。

有位七十多岁的老人，他本身年轻的时候就患上了胃病，但自己十分注意保养，胃也一直没有疼过。前些日子因为天气无常，结果感冒发烧了，老人受不了，赶紧找了些止咳、消炎、退烧药吃了。结果感冒还没好，胃病又犯了，

不停地反酸和腹痛。

这位老人胃病复发，是因为感冒药中的解热镇痛成分。其实对于健康人来说，偶尔吃一些这种药物，尽管也会伤身，但影响不大，身体完全可以承受。但本身就有胃病的人，尤其是有老胃病的人，在服用某些药物时就特别容易受伤。

你要知道，我们吃下去的所有药物都要和胃壁亲密接触。而不管是西药还是中药，它们对胃黏膜都会有刺激，只是轻重程度不同罢了。如果是把药当饭吃的人呢？想想看，这样做会对胃造成多大的伤害。

还有的人认为西药对肠胃、肝脏的伤害比较大，觉得中成药相对副作用小，就放松了警惕。其实也不是，因为中成药里有一些寒性的中药，长期吃，对脾胃的伤害也是很大的。什么是寒性药呢？一般来说，中药的辛凉解表、清热解毒和滋阴、泻火类药物都是寒性的，比如大家比较熟悉的黄连、黄芩、黄柏、栀子、芦根、决明子、龙胆、地骨皮、银柴胡、连翘、蒲公英、鱼腥草、土茯苓等，它们都是凉性的，中医会拿来治疗热证。

那么，这些寒凉的中药为什么会伤胃气呢？食用的寒性食物或者药物过多，会导致寒凝胃脘，这样就遏制了阳气，导致体内阴阳失衡，于是胃气失和，身体不适。

我有位患者就是因为自己瞎吃药而损伤了胃气，导致严重的脾胃虚弱。他是属于易上火体质，还总喜欢吃辛辣刺激的食物，一感觉嗓子不舒服了就吃点儿含片，吃了含片嗓子就舒服。结果他养成了习惯，有事儿没事儿就含两片，就像吃口香糖一样，吃了一年多，胃出了问题。他哪知道，这种清咽利嗓的含片中含有一些泻火的寒性中药，经常吃一定是伤胃伤脾的。

胃气是管胃肠的蠕动排空和消化吸收的，而胃气又是靠五谷饮食来化生的，胃气消化了药物就没有精力去消化食物了，食物消化吸收的少胃气日久就会亏虚，生化之源都亏虚了，哪能不生病呢！

不管你有没有胃病，假如一定要服用寒性中药，我建议你一定要“寒药温服”，煎好了趁热喝，而且在饭后喝。有时候胃病比较严重，负责任的医生还会帮你加一些温中散寒的药，这都是为了给胃多一些保护。

在我的患者里还有这样一类人，他们常年在我这里吃中药，甚至我们都成了关系很好的朋友，他们基本没什么病了，还是继续来吃药。我跟他们开玩笑说：“每周都来我这里报道，是舍不得我吧。”

他们也经常会开玩笑地说：“沈大夫这么好，怎么舍得离开呢！”老患者我当然喜欢，对他们的身体已经了如指掌，根本不须要花很多时间来了解病情。但令人忧心的是，中药也是药呀，不能当饭吃。他们一般都已经没什么大碍，小的不适只需调养就好。

很多老患者吃药吃成了习惯，每天三顿不吃饭也一定要吃药。我经常会半开玩笑地劝他们别再来看我了，自己回去合理饮食、起居有常即可。即使是需要长期吃药的慢性患者我也会让他们吃一段时间药，休息一段时间，以养护胃气。

那么，对于胃气受损而导致脾胃不和的人，应该怎么调理呢？我给大家推荐“黄金粥”。“黄金粥”名字虽然有黄金二字，但食材却并不昂贵，其实就是用小米、玉米、南瓜、大枣来煮粥，只是因为除了大枣，小米、玉米、南瓜的颜色如同黄金，故取名为黄金粥。

黄金粥具有补胃气、健脾开胃的功效，主要是因为食材的功效：小米具有健脾和胃的功效，玉米能调和脾胃，南瓜补中益气，大枣补血养气、调和五脏。所以常喝黄金粥，脾胃不发愁。

另外，在饮食上可以多吃土豆、山药、香菇、板栗、牛肉、鸡肉、鲢鱼、鳝鱼、粳米等，这些食物都有补气的功效。

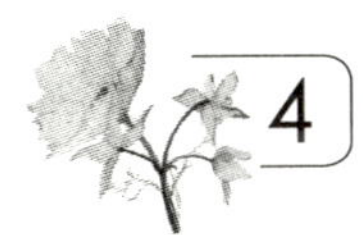

4 节食减肥的女孩子，脾胃虚寒是通病

现在的女孩子都是以瘦为美，越瘦越美的理念可以说是根深蒂固，最后导致很多年轻姑娘为了瘦而牺牲了健康。

我曾经看过这样一个海外报道：

有一位名叫哈华斯的英国女子，23岁时体重高达178公斤，为了减肥，她做了个手术，把一种医学软组织植入体内，束住胃部，这样她吃东西的时候，这种“束胃带”会压缩胃部，不让她吃进去太多食物。两年过去了，她的体重减了一半，看起来成效显著。

但这时候出问题了，她经常感到吞咽食物很困难，而且一吃东西就想呕吐。体重倒是在继续下降，但她越来越难受，胸口开始有针扎般的疼痛。当她疼得躺在地板上哭泣时，终于被送到医院急救。

X光检查结果显示，她的胃部有一个诡异的气囊，没有人知道那是什么，医生决定为她手术。这时候她的生命体征已经非常微弱，濒临死亡。打开她的腹部后，医生们惊人地发现她的胃已经消失了，胸腔内只剩下一些胃的残片，就跟气球爆炸了似的。

医生们拼尽全力拯救她，努力把那些胃的残片拼了起来。幸运的是，尽管极其痛苦、极其危险，但这个年轻的女孩还是勉强活了下来。

可是，如果为了减肥连命都不要，失去了健康，女孩们变得再苗条又有什么用，还有可能美丽吗？当然不光是女孩，有一些男性为了身材也选择了节食，要知道年轻的男孩正是处于消化功能强大的时期，这个时候选择节食减肥很不明智。

我记得有位年轻的平面模特来找我看病，她描述自己不能受一点儿凉，一受凉就胃胀，甚至打嗝，有人在场的时候很是尴尬，更别提吃凉的食物了。我问她最近饮食是否规律，胃口如何。她说自己半年前一直在节食减肥，每天只吃两顿饭，而且每顿饭吃得都很少，按她的话说是“胖了好几斤，必须尽快减下来”。体重是减下来了，但是胃胀、打嗝的症状却也出来了。

这个女孩子个子很高，有一米七多，但瘦得很厉害，她说自己体重要维持在100斤以内。我一听这身高体重按比例算下来都偏瘦了，怎么还减肥呢，应该增肥才对呀。

模特的职业比较特殊，可能需要保持偏瘦的身材，这还是可以理解的，但是保持身材的同时也一定要保持健康！在所有减肥方式中速度最快、效果最明显的就是节食，但同时节食减肥也是最容易反弹的。暂不说节食对减肥的效果，节食对胃的伤害是很大的。

有过节食经验的人会发现，刚开始节食的时候可能还会饿得忍不住想吃东西，但坚持一段时间后就会发现，自己根本没有饥饿的感觉了。这是因为人在不吃东西的时候，胃分泌的胃酸就会减少，一开始出于生理本能可能还会定时定点的刺激胃产生饥饿感，时间久了胃分泌的酸越来越少，已经无法达到刺激胃产生饥饿感的酸量，你也就没有食欲了。

中医上说胃是靠阳气的推动工作的，你不吃饭胃就没有源源不断的能量产生胃的阳气，时间久了，胃阳气虚弱就会食欲不振。胃的阳气虚弱日久就会导致脾胃虚寒，此时胃部只要一受寒，胃阳就无法抵御，吃点儿凉的食物胃阳也无法运化，凉气搁置在胃里胃口就会觉得凉。凉气阻滞在胃口，气就会积在胃里导致胃胀，如果胃本来就虚弱，再加上凉气阻滞，气积得过多后就会上逆，出现经常打嗝的症状。

我给这位模特开了温脾行气的药，嘱咐她以后一定要尽量用健康的方式减肥。其实，节食减肥是最不明智的做法，不仅维持效果差，还会对身体造成很大伤害，那么爱美的年轻人应该怎样减肥呢？最好的方法是控制饮食和适当运动。

当然，很多朋友问我，中医有没有什么特效的方法能够减肥呢？方法当然有，如针灸。但是一般人在家不易操作，手法也不易掌控，我不建议各位去尝试。大家可以尝试一些局部的穴位刺激方法，长期坚持，效果一样很好。

1. 按压上脘穴，助消化治胃胀

刺激上脘穴（图9）可以帮助人们加快身体新陈代谢，促进血液循环，帮助促进胃肠道的蠕动，可以很有效地改善胃部消化功能，让胃部不再寄存食物，从而改善因消化不良而导致体重上升的现象，除此之外还有治疗胃胀和打嗝的功效。

上脘穴位于人体的上腹部，前正中线上，当脐中上5寸。按摩上脘穴位的手法：将食指和中指并拢，按照顺时针方向按揉上脘穴3分钟，就可以达到刺激穴位的目的。每天按摩2～3次。

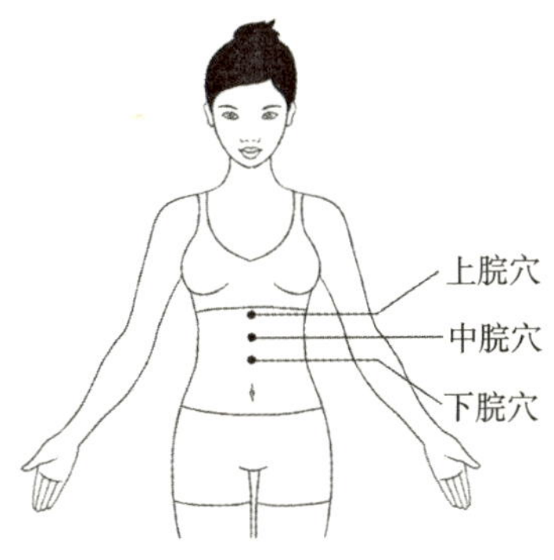

图9　上脘穴

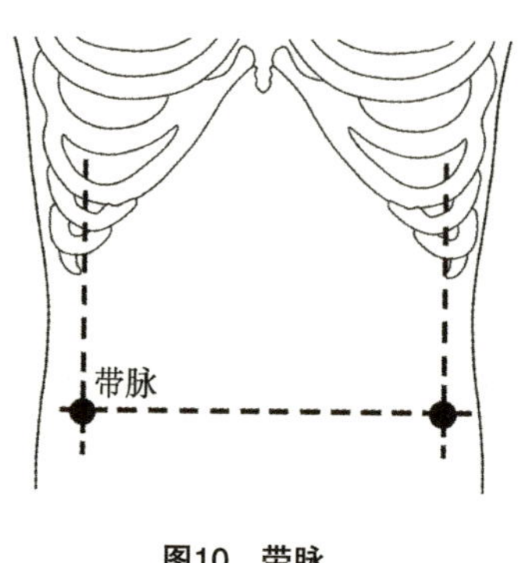

图10 带脉

2. 抓带脉，瘦腰排毒

带脉（图10）是指人体的腰部围一圈（中心点在肚脐上），是一条横向的经脉。人体上其他的经脉都是纵向的，这条经脉就好像一条腰带将所有的纵向经脉系在一起，所以称为带脉。带脉是奇经八脉之一，有“总束诸脉”的作用。每天用手抓上200～300次，能起到瘦腰减脂、排毒养颜的功效，对女性妇科也有很大的好处。

3. 灸足三里，消除浮肿

有的人其实并不是真的胖，而是身体浮肿的地方比较多，看上去很虚，这种情况下，经常艾灸一下足三里，有助于浮肿的消除，从而让我们的身体变得更紧实。此外，常灸此穴位，还有提高免疫力，延年益寿的功效。

足三里（图11）在小腿前外侧，当犊鼻下3寸，距胫骨前缘一横指(中指)。灸的时候要将艾条的一端点燃,对准足三里穴，在距皮肤2～3cm处固定，进行熏烤，使局部有温热感而无灼痛。每次艾灸10~15分钟为宜。

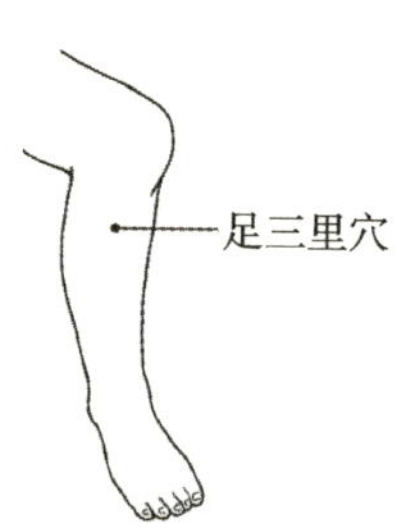

图11 足三里穴

5 心情不好拿胃解忧，得了胃病愁上加愁

李白曾写过“抽刀断水水更流，举杯消愁愁更愁”的名句。李白那时候或许只有酒可以消愁解忧，但我们现在的人消愁的方式可就多了，而其中就有这么一部分人专喜欢拿胃“解忧”。

一次，邻居一家来做客，这老邻居是一对中年夫妇，临告别时邻居家的女主人不好意思地说想让我给她看病。她说自己最近几年经常胃疼，最近疼的比较频繁，去医院检查也就是个浅表性胃炎。

我看她印堂处隐隐悬针，讲起病情来一副愁容，便问她平时是不是经常心情不好，忧虑愁思。她说是呀，孩子不听话，自己还时不时地跟老公闹个别扭，工作上压力也比较大，经常心情很差，心情差的时候还特别喜欢吃东西。

我说这就对了，就是因为你忧愁的时候吃东西引起的胃疼。她不太理解，吃东西又不花钱，又没有破坏力，又不会发脾气影响他人，不是很好的解愁方式吗？怎么会引起胃病呢？

我跟她解释说，人在心情低落的时候，胃黏膜分泌的胃液减少，血管充盈

度低，胃壁运动减慢，你这个时候吃东西本来就不容易消化，吃得多就更难消化了。她听到这里频频点头，说好像是这么回事儿，难过的时候其实自己并不饿，只是以吃东西来填充自己。我继续说，人的大脑中食欲饮食控制中枢离得比较近，细胞活动会相互影响，在胃工作能力低下的时候吃得过多，这样时间久了必然伤胃。

你在忧愁苦闷的时候其实胃也在跟着你忧愁，如果持续这样很容易得胃病，最后形成胃溃疡。现在在临床上已经有很多医生意识到了情绪对胃的影响，所以在治疗胃病时经常会加点儿抗焦虑抑郁的药，往往会收到很好的疗效，消化道溃疡的患者溃疡面愈合也会增快。

中医讲人在忧伤的时候，整个身体的气机运转都会变慢，忧伤过度还会导致气机阻滞不通，而此时进食只会加重气机的阻滞。不通则痛，阻滞到一定程度，胃络堵塞就会出现胃疼的症状。相对的，如果在愉快的环境下进餐，身体的气机就很条畅，吃进去的食物也会得到很好的消化吸收，这也就是心宽体胖的道理所在。

且不说在情绪低落时吃东西，只是低落的情绪就会通过神经影响胃的功能。如果仅是吃食物还好说，也就只是增加体重，给胃造成负担，但如果忧伤时喝酒或者有其他不良嗜好那就麻烦了，这会对胃产生更大的刺激，更容易滋生胃病。

我给这位邻居开了些行气解郁、疏肝理脾的药，并耐心地对她开导了一番。过了一段时间再看到她时，她的气色好了很多，见到我一个劲儿地感谢我，说她的胃已经不疼了，而且心情也变得开朗了许多。

真是这样，生活中很多人伤心的时候喜欢大吃大喝，希望用食物来抚慰心灵，让胃饱足来弥补情绪上受到的打击。我遇到过不少因为情感问题而暴饮暴食的女孩子，她们狂吃甜食，结果除了体重增加不少之外，还出现了胃溃疡甚至胃出血。我给她们用了四逆散、柴胡疏肝汤等调理。心伤难医，胃伤也一样难治啊。心在流血，就不要让胃也流血了。

当我们觉得心情不好时，可以通过食物来抚慰心情，但一定要注意方式方法，要选胃喜欢的食物。比如，香蕉、牛奶都可以帮忙舒缓情绪，巧克力可以让人情绪安定，南瓜能让人心情更愉快。此外，还可以来一杯热饮或者一份甜点或者含纤维素较多的食物，它们有助于舒缓负面情绪带来的压力，也会给胃带来温暖。

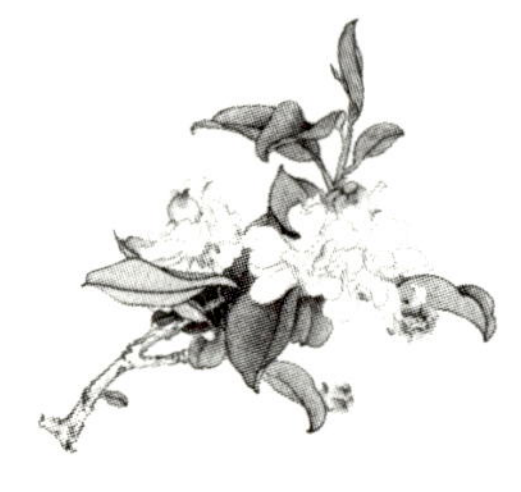

☆ 胃炎养生法

由于饮食不节、生活不规律等原因，现代人患上慢性胃炎的情况越来越多，我接诊过很多的患者，都是30几岁就患上了胃炎。慢性胃炎又分为浅表性和萎缩性两种，大多是幽门螺杆菌长期持续感染的结果，如果忽视不管，也有继续恶化病变的可能。

我们沈氏女科根据自己的经验，按照虚实将胃炎划分为两类：

食积停滞：主要是由于暴饮暴食，偏食辛辣油腻，过度饮酒等原因引起，表现为上腹部胀满，爱打臭鸡蛋味的饱嗝，泛酸厌食，呕吐不消化食物，排便奇臭，舌苔厚腻、脉象滑数等。由于饮食不节，损伤脾胃，不能运化，食积停滞所致。

脾胃虚弱：主要是由于高龄或久病、脾胃受寒引起，表现为脾胃虚弱而上腹部隐痛，喜温喜按，困倦乏力，甚至手脚冰凉，大便溏稀，舌苔薄白，舌质淡胖，脉象沉细。脾胃运化无力，中焦虚寒所致。

其实终归来说，胃炎主要是饮食不节所引起的。所以用“病从口入”来形容胃炎十分恰当，相反，防治胃炎要“病从口出”也十分形象，调整膳食是胃炎养生的重要手段。我给大家总结了胃炎膳食养生的“五要五不要”，希望大家可以遵循这些原则。要节制饮食，不要暴饮暴食、食无定时。

要细嚼慢咽，不要进食过急、粗嚼快咽。

要清洁卫生，不要进食变质、污染不洁。

要精细清淡，不要肥甘辛辣、烧烤厚味。

要戒酒戒烟，不要酗酒浓茶、夜宵过饱。

这“五要五不要”从字面上非常好理解，相信每个人读一读都能看明白，最重要的还是您自己的坚持。在这里要说的一点是吃夜宵的问题，很多年轻人有熬夜的习惯，当然这个习惯本身是不可取的。但是如果没办法，需要熬夜工作，肚子又饿得咕咕叫，怎么办呢？我建议吃一点儿夜宵，但不是那种油腻的夜宵，可以吃一些面包、饼干之类，主要是给胃一些食物，保护胃的功能。

既然胃炎是“吃到嘴里”的病，那么我们可以通过食疗的方式，把老胃病吃出去。具体的辨证食谱有以下几种。

食积停滞型胃炎

1. **阴阳萝卜条**：白萝卜、胡萝卜各25 g，洗净切条，沸水中焯透捞出，在盐水中浸泡1小时，捞出沥水，佛手20 g、陈皮20 g，煎2次取汤，倒入萝卜条煨软入味，加调料放入盘中，锅中汤汁加生薏米粉勾芡，浇在萝卜条上，淋香油食用。

2. **大麦芽茶饮**：大麦芽50 g、神曲30 g，洗净煎水代茶饮。

3. **莱菔大米粥**：莱菔子30 g，炒后研成粉末，加入大米200 g，熬粥食用。

4. **莲花白浓汤**：莲花白500 g，洗净撕小块，放锅内煮沸待熟，放入砂仁20 g，开锅即可喝汤。

脾胃虚弱型胃炎

1. **百合白菜粥**：卷心菜100 g，洗净切丝，百合50 g洗净，加糯米、薏米各100 g，洗净煮粥，先入百合，再入卷心菜，熬烂后加调味料食用。

2. **清蒸茶鲫鱼**：鲫鱼1条洗净，芡实、绿茶各20 g，放入鱼肚中，放在盘中加调料清蒸，熟透食用。

3. **赤小豆炖牛肉**：牛肉250 g，洗净切块，赤小豆200 g、花生仁150 g、芡实100 g、大蒜100 g，洗净加调料跟牛肉炖至烂熟食用。

4. **蜜汁土豆泥**：土豆250 g，去皮洗净煮烂，拌入蜂蜜适量食用。

5. **健脾八宝汤**：芡实、茯苓、山药、莲肉、薏米、白扁豆、枸杞子、赤小豆各10 g，洗净煮汤，熟后喝汤食用。

以上这些食疗方，您可以根据自身的情况和口味来使用。但是各位要记住的是，我们身体很多慢性病都是长期坏习惯的累积，所以这些病也不会说您今天吃一顿食疗，就能马上痊愈，而是需要坚持一段时间才能有所改善的。正所谓“欲速则不达”，就是这个道理。

肾是怎样变虚的？

在生活中，肾虚是一种常见的症状，很多人都有轻微的肾虚症状，只不过大部分人都缺乏正确的认识。很多人觉得肾虚是因为房事过多而引起，肾虚是男人的“专利”，肾虚就要补肾，其实这些观念都并不准确，如果使用错误的方法，相反还会加重你的肾虚。

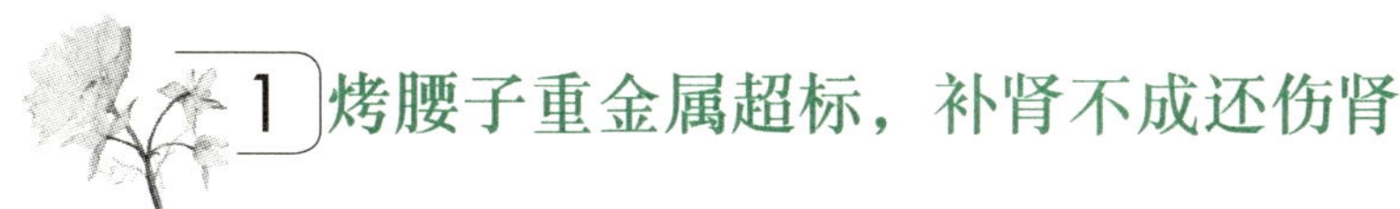

1 烤腰子重金属超标，补肾不成还伤肾

很多男性出去吃烤串儿的时候都习惯点几串儿烤腰子，说是能壮腰健肾，可烤腰子真的有补肾的效果吗？

曾经有个小伙子来找我看病，他说最近总是腰部酸疼，晚上起夜次数还比较多，怀疑自己是不是肾虚了。我看他的体型壮硕，把脉也没觉得有多虚弱，于是便询问他的日常习惯。一开始听他描述生活习惯都挺规律的，但说到饮食的时候听出了端倪。他说自己特别喜欢吃烤腰子，老一辈儿就讲吃什么补什么，所以想着多吃点儿腰子就能补肾。

听到这儿我就叫停了，这就是问题所在。老辈儿的确说过吃什么补什么，但你要把他们说的话放在当时的背景下理解。他们那时候的动物都是以纯天然的饲养方式养大的，养出来的动物也很天然、健康，所以吃这样的动物内脏肯定是吃什么补什么，不会担心吃进去有害物质补了不该补的东西。另外从生理上讲，动物的肾脏含有雄性激素和肾上腺皮质激素，因此适当食用真的可以壮肾。

但现在可不一样了，很多动物的饲养都是靠人造激素，饲料来源也是不清不楚，环境问题导致很多动物饲料含有大量的重金属，动物吃了这样的饲料身体能健康吗？我们吃了这样饲养出来的动物能有“吃什么补什么”的效果吗？

动物食用含有重金属的食物后，由于重金属颗粒物比较大，不容易排出体外，再加之肾脏排毒功能有限，因此很大一部分都会沉积在肾脏间质，人吃了这样的腰子又会把重金属留在自己的肾脏，逐渐积累会形成慢性间质性肾炎，损害肾脏功能，从而达到相反的效果，出现精子数量减少、精子畸形率增加、性功能减弱等症状。

另一方面，事物都是过犹不及，吃腰子也是，适当的食用可以增加体内性激素和肾上腺皮质激素，这两种激素有增强精子活力、提高性欲的作用，从而达到壮阳的效果。但吃得过多反而会引起多毛、脱发、痤疮等症状。再者说来，如果食用靠激素快速长大的动物，又会造成人体内激素失调，出现各种各样的内分泌失调症状。

这位小伙子就是由于过食烤腰子，重金属沉积在肾脏，造成肾小管受损引起了夜尿多的症状。他听完我的讲解表示以后再也不吃腰子了。他的情况比较轻微，而且中药也不能加速沉积的重金属排出体内，我也就没给他开药。临走前教给他一些其他的补肾好方法，在此分享给大家。

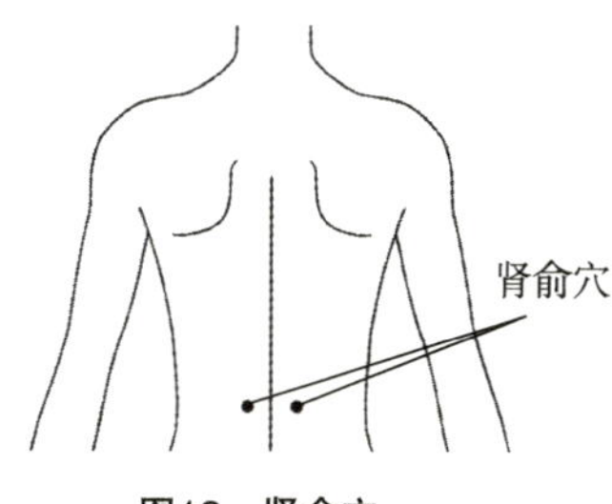

图12 肾俞穴

我要教大家的方法叫作“揉搓肾俞穴”，肾俞穴（图12）在第二腰椎棘突旁开1.5寸处，具体操作就是：双脚与肩同宽站立，双手掌心朝下，手掌顺腋下向后插，手背置于腰部两侧的位置正好就是肾俞穴所在。用手背反复揉搓此处，可以达到补肾壮阳的效果。

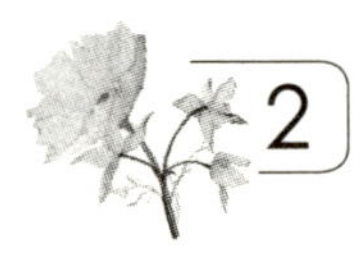

2 “惊恐伤肾”并非无稽之谈

很多人经常把“吓傻了”当成口头禅，大家听了也就只当作开玩笑地一句话，但我要说人还真有可能被吓傻了。

我年轻的时候听说有位父亲为了吓唬自家小孩子，让他们不要到处乱跑，就编了个鬼故事。这人很是会讲故事，讲起来生动形象，结果孩子听完就又哭又闹，第二天父母发现孩子精神不大对劲儿，说话也变得不大利索，晚上睡觉还不安分。没过多久就发现孩子出现智力障碍，这才想起来是自己吓坏了孩子，这位父亲很是后悔，可是孩子再也回不到原来的聪明健康的状态了。这孩子就是真正地“吓傻”了呀！

中医上说肾在志为恐，惊与恐相似，但惊是自己不知道，事出突然而受惊，恐是自己知道，而对某一事物恐惧的一种精神状态，也就是俗称的胆怯。惊恐对人的身体和心理来说都是一种不良的刺激。《黄帝内经》中说：“恐则气下，惊则气乱。”人活一口气，人的体内气的运行是遵循一定的章法的，当受到惊恐刺激时，人体内的气机运行就会紊乱，就像道路发生交通事故，运行不畅，从而身体就会表现出相应的病理状态。“恐则气下”就是指人在受到恐惧刺激的时候，体内气机运行会趋于向下，从而产生腹胀甚至遗尿的现象。“惊则气乱”就是指人在受到惊吓的时候体内正常运行的气机会变得紊乱，从而会出现心神不定、手足无措等症状。

肾是主藏“志”的，古人有“志，亦神之用也，所忆之意，有所专存，谓之志也”“志者，专意而不移也”等说法，就是说“志”有记忆、意志的意思。志是由肾所主，老年人肾气衰竭就会表现出健忘、反应迟钝等现象。如果人突然受到巨大的惊恐，就会使气机逆乱，肾气暴伤，从而表现出记忆力下降、思维缓慢、不能专一于事、睡觉中说恐惧的梦话，甚至完全有可能出现精神错乱。

如果小孩子在月子里暴受惊恐，以后就有可能表现出“五迟五软”的现象，所谓“五迟”就是立迟、行迟、语迟、发迟、齿迟；“五软”是指头项软、口软、手软、足软、肌肉软。严重的还会导致小孩子智力低下、痴呆等。这些都是惊恐伤肾所致。

现在很多年轻人追求刺激，喜欢大半夜看恐怖电影，其实那是非常不健康的。晚上人的阳气虚弱阴气旺盛，本来就很容易受到惊吓，长期经受这样的刺激，很容易出现精神恍惚、晚上睡觉不安，甚至记忆障碍、意志不坚定、做事情没有定性等症状。

我们在生活中难免要经历些令人惊恐的事情，这是不可避免的意外，但平时大家一定不要图开心去捉弄他人，或许你的一个玩笑就会断送了他人的未来。

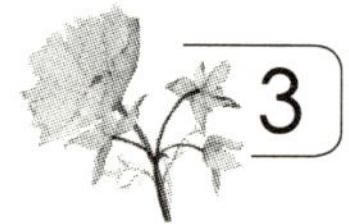

3 水不是喝得越多越好，喝水不当也会肾虚

女人是水做的，喝水太少会使皮肤干燥，毒素排不出去堆积在体内还会使皮肤长斑，这是女性们经常听到的建议。很多女性为了补水排毒每天拼命地喝水，可水真的是喝越多越好吗？

曾有位母亲带着她女儿来看病，说是发现她特别能喝水，家里的饮水机几乎两天就得换一桶水，小便次数也多。姑娘体形胖吃饭也比别人多，这位母亲听说糖尿病就有这些症状，便怀疑孩子是不是得了糖尿病。乍一听确实挺像糖尿病的，但查了血糖发现并不高。我细观察这个女孩儿，发现她眼睑有些微微的肿，虽然本来就比较胖，但水肿和胖还是不一样的。于是我问她平时口渴不渴，她回答说不渴。这就奇怪了，既然口不渴为什么要喝那么多水呢？原来是这姑娘听别人说肥胖是因为体内毒素堆积，喝水能够排毒，于是便认为喝水可以排毒减肥。

我给她解释说，其实并不是这样讲的。人喝进去的水小部分会通过粪便排出，大部分会通过消化道在胃肠吸收进静脉，然后又会通过胃肠静脉流到肝脏中，接着经过肝静脉依次流入下腔静脉、左心房、左心室、肺动脉，经过肺脏的循环后由肺静脉流入右心房、右心室、主动脉、胸主动脉，接下来流到腹主动脉后垂直分出两支肾动脉流入肾脏，经过肾小球滤过和肾小管的重吸收后，剩下的就是排入膀胱的尿液了。也就是说我们喝进去的水大部分都要经过肾脏来排泄，机器运转也是有一定负荷的，更何况人的肾脏，一旦饮水量超过了肾脏转化水液的负荷，肾脏肯定会“累得虚脱”。

从中医上讲，人喝进去水是要通过肾的气化来把精华输送到全身各处、把糟粕化入尿液排出体外。一旦饮水过多，水在肾脏内无法全部气化时，就会留在体内成为废水，反而影响身体健康。长期饮水过量加上废水停留体内，就会使肾脏不堪负荷，造成肾虚。你喝那么多水没减肥反而更胖了，就是由于水在体内化不了，反而形成水湿邪气。水湿阻滞经络就会引起全身的代谢障碍，从而引起肥胖。眼睑水肿通常提示肾脏虚弱，化不了多余的水液。如果继续长期饮水过多，肾脏长期超负荷工作，肾脏一旦虚弱到一定程度就有可能会影响心脏功能，这个时候就会出现心率加快、乏力、头晕、血压升高等症状，严重了还会引起全身水肿、心慌、气短等症状。

姑娘听完恍然大悟，说回去一定不喝那么多水了，但是到底应该喝多少水才合适呢？其实一旦你的身体缺水的时候，它就会通过中枢以“口渴”的方式告诉你。所以我建议大家，早上起床后，一定要喝一杯水来补充一整夜的消耗，但平时只要你不觉得口渴就可以不喝水。我给她开了些利水湿的中药，并嘱咐她回去按我的要求饮水，再稍加锻炼。一个月后她很开心地来找我说自己的眼睑没有再肿过，不仅如此体重竟然还下降了10斤。她这10斤其实都是身体内长期积存的废水，通过中药和运动排出去，身体通畅了自然就瘦下来了。

当然，喝水是要根据具体情况的，如果你有尿路结石或尿路感染，就需要听大夫的多喝水排石、排细菌。总的来说喝水的原则就是：正常情况听自己，异常情况听大夫。

除了喝水要适度以外，大家记住，有尿的时候一定要及时排出，不要憋尿。如果经常憋尿，会导致肾气变虚，影响肾的固摄功能，而且也容易导致膀胱炎、尿道炎等病症。

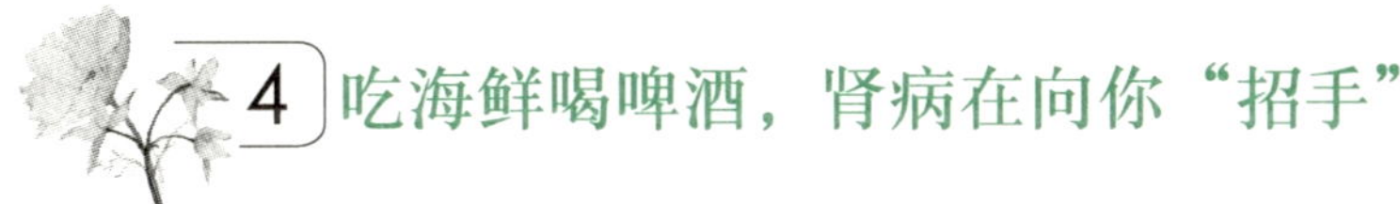

4 吃海鲜喝啤酒，肾病在向你“招手”

现在交通相当的发达，物流行业也发展迅速，以前内陆吃不到的海鲜变得随处可见，在人们享受海鲜美味的时候健康问题也随之而来。

小谢是位三十来岁的公司职员，平日里最喜欢吃海鲜，经常是见着海鲜就停不下嘴。他还认为海鲜无啤酒不欢，经常是啤酒海鲜一起吃。他前不久突然膝关节疼得不能下地，去医院检查说是得痛风了，这下可不能吃海鲜了。他回去吃了一段时间药，休息了几天病情好转了，结果这两天实在没忍住吃了一只大龙虾，膝关节疼得更厉害了。这下他可着急了，听邻居老爷子说在我这儿吃药治痛风效果好，于是便拄着拐杖到医院找我开中药。

西医上讲痛风与尿酸密切相关，我们的身体日常代谢会产生一种叫嘌呤的东西，同时吃进去的食物中也会含有嘌呤，尿酸就是由嘌呤代谢后产生的。一般情况下体内70%的尿酸会经肾脏随尿液排出体外，30%的尿酸会通过大便和汗液排出体外。但是由于尿酸的溶解度比较小，如果摄入过多的嘌呤就会产生过多的尿酸，尿酸在体内蓄积到超过它的溶解度就会析出结晶，这些结晶沉着在关节就引起了痛风。

尿酸代谢的场所是在肾脏，代谢的第一步是在肾小球进行过滤，当肾小球的过滤作用降低的时候，尿中的代谢酸就偏高了。第二步是在肾小管进行重吸收，当肾小管重吸收作用减弱，尿中的代谢酸也会偏高。当尿酸高到一定程度，超过溶解度析出结晶时，尿酸结晶就会在过滤与重吸收时对肾脏造成损害，持续的尿酸偏高甚至会导致尿路结石、肾功能不全、肾衰竭等，最终危及生命。

另一方面，含酒精的饮品可以使嘌呤分解加速，从而加快尿酸的形成，同时酒精饮品还会影响肾脏，使尿酸排泄减速。小谢既喜欢吃海鲜这种高嘌呤的食物，还经常与啤酒一起食用，入多出少，最后肯定会造成尿酸堆积引起痛风。当代谢出现问题后，即使吃少量的高嘌呤食物也会触发痛风，这也就是他第二次发作的原因。我告诉他，如果饮食依然不加节制的话，是完全可能影响肾脏功能的。

痛风主要的表现就是关节的红肿热痛，它属于中医的风湿热痹，治疗上采用清热祛风湿止痛的原则。痛风大多数情况是先从脚趾的小关节开始疼痛的，由于饮食和身体状况的差异，男性患病的概率更大一些。小谢痛风一发作就在膝关节，说明他的问题还是比较严重的。我给他开了中西医结合治疗的方案，并嘱咐他以后最好把海鲜和啤酒都戒掉。另外痛风发作的这几天一定要多喝水，喝水既能使尿酸稀释，也能使小便增多，从而让体内堆积的尿酸更快、更容易排出体外。

动物的内脏和大脑以及海鲜等的肉质和汤汁是高嘌呤食物，正常人平时也一定要有节制的享用，并且这些食物最好不要与含酒精类饮品同时食用。希望大家以小谢的例子引以为戒，吃出健康肾脏。

5 久坐伤肾，道理其实很简单

我们的社会越来越发达，从事脑力劳动的人群也越来越庞大，甚至有很多职业只需要一天到晚坐在办公室就可以。这种看似很轻松的工作对肉体来说未必轻松。

我一位朋友的儿子在杂志社工作，一次突然来找我说腰困疼好几天了，以为是腰椎间盘突出症，可是去拍了片子也没事儿。于是便怀疑自己是肾虚，来找我开点儿补肾的中药。这回这个外行的小伙子可说对了，他真的是肾虚引起的腰疼。一说肾虚大家可能首先想到是房劳过度，但他这个可真不是房劳引起的肾虚，他这是久坐伤了肾。

这小伙子平时的工作主要就是在电脑前完成的，忙起来的时候一上午也没空去厕所，最多的时候一天能坐十四五小时。可坐着怎么还会引起肾虚呢？其实老祖宗早就留下过忠告，说“久坐伤肾”，这可不是空口无凭的一句话。

在坐位时腰部受到的压力是最高的，上半身所有重量基本都传给了腰，而站位时上半身的重量就会分散给双腿，因此腰部受到的压力站位反而比坐位要小很多。如果站位时腰部承受的压力为1，那么坐位时就是1.5，而站立前屈位时就有2，坐位前屈位时就能达到2.5～3。由于人们在全神贯注地工作时不自主地就会前屈而坐，所以很容易处于对腰部造成最大伤害的姿势，长期处于这个姿势你的腰肯定受不了。

中医认为“腰为肾之府”，也就是说腰的内部就是肾脏。腰部长时间受压肾脏肯定也难逃劫难，长期受压的肾脏处于相对缺血状态，肾脏的气血运行不畅，功能就会异常，此时的肾就处于虚弱状态。有的人可能只表现为腰疼，有的人则有可能出现性功能障碍。其实这个姿势不仅会使肾变得虚弱，长时间坐着整个腹腔都在承受巨大压力，腹腔和下半身的血液都会运行缓慢，腹腔内的脏器都有可能出现功能下降的表现，比如肠道蠕动缓慢造成便秘，膀胱失约造成尿频等。

可能有的人要问了，那些练气功打坐的人为什么坐那么久反而强身健体了呢？甚至还有辟谷的人不吃不喝静坐好几天，反而更精神了呢？究其原因你可以发现，他们那些人的坐姿和我们平时工作时的坐姿是完全不一样的。另外还有一点就是，我们工作时的精神是外散的，他们打坐时的精神是内守的，因此综合起来常人坐着就是伤肾，人家静坐反而能补肾。由此看来，平时应该养成正确的坐姿才能避免久坐伤肾，那么什么才是正确的坐姿呢？这就需要向打坐的人学习了。

观察那些静坐的人你会发现，他们坐下时含胸拔背、沉肩坠肘、微收下颌、舌抵上腭，跟我们常说的坐如钟很是相像。这种坐姿不仅可以使脊柱保持挺直，还可以使身体肌肉处于放松的状态，腰部受力也相对较小，即使坐再久也不会觉得累。不仅如此，如果能够舌抵上腭还能达到补肾的效果。生活中如果能养成这样正确的坐姿，就不会担心久坐伤肾了。

当然，生命在于运动，空余时间还是需要起身稍作活动的。有一些小的功法对双肾有很好的养护效果，大家可以来学习一下。

功法1．叩齿滋养肾精

每天早晨醒来后，不要说话，平卧于床上，全身放松，心神合一，呼吸均匀；然后用鼻吸气，口呼气，轻吐三口气；口唇闭合，上下门牙叩击九次，然后依次是左侧、右侧上下牙各击九次，最后上下门牙再叩九次，共三十六次。注意力度要以自己牙齿的健康程度而行。

在叩齿完成后，用舌头在口腔内贴着上下牙床、牙面搅动，用力要柔和自然，先上后下，先内后外，搅动36次。这样做可起到按摩齿龈，改善局部血液循环，加速牙龈部的营养血供的作用。注意在搅动的过程中，如果有津液产生，不要立即咽下，等唾液慢慢增多后，再分三次徐徐咽下。

功法2．提肛补肾固涩

提肛运动很简单，且不受时间、地点的限制，坐着、站着、躺着，甚至是行走时都可以练习。练习时，放松全身，将臀部、会阴部及大腿部肌肉收紧，舌抵上腭，向上收提肛门的同时吸气，稍屏息凝神，然后慢慢呼气，缓慢放松肛门及全身肌肉。如此反复进行15～20次，每天做3～5次。长期坚持，养成习惯，就能强身健体。

功法3．扭腰强肾健体

这个功法要求你双脚张开，与肩同宽，身体微微向前倾，双脚脚趾向内弯曲，做抓地的运动；然后，用力撑开双手，掌心朝内护在肚脐下方，也就是我们所说的丹田处，两只手的拇指和食指相对，形成一个空空的方形，双肘保持90°左右的自然弯曲，这样手部用力时可以保持在一个相对固定的位置上；接下来，以脊椎为轴心，两胯带动整个臀部先向左做180°的圆形扭动，连续扭20圈后，再向右做同样的扭腰动作。

功法4. 搓腰增强肾阳

坐在椅子上或者床沿上，放松身体，将两脚分开，保持与肩膀相近的宽度，然后两手掌相对搓热。感觉手感有温热感从掌心冒出时，放在腰眼部位用力揉搓。揉搓的范围尽可能大一点儿，不仅对腰肾有好处，对尾骨部位也能起到按摩的作用。搓的时候，注意调整呼吸，尽可能让呼吸得深一些，增强肾功能的效果更好。

6 房事无度，控制不住肾早衰

现在的社会，两性观念越来越开放，在年轻人中性解放的思想更是得到了普遍的认可，再加之网络的无所不及等各种原因，导致一些年轻人纵欲无度，从而造成肾脏早早地虚衰，给身体带来了巨大的伤害。

网络的鱼龙混杂导致很多孩子过早地接触性，由于在我们的教育中普遍缺乏性教育，孩子又对新鲜事物充满好奇，因此有一部分孩子就误入歧途，过度消耗导致早衰。

我曾经看过一例过度手淫的患者，他是个高中生，初中的时候由于上网接触到色情图片，正好又处在青春期，便偷偷开始了手淫，这一开始就越发不可收拾，手淫的次数越来越多，整个人白天都没有精神，成绩也是一泻千里。父母发现孩子整天无精打采，食欲差，身体极度消瘦，甚至长出了白头发，担心孩子生了什么大病，就跑到医院做各种检查，但检查结果没有任何问题。

后来他们在孩子的房间里看到了色情读物，在追问下这才找到了原因。这对父母先给孩子找了心理医生治疗，后来又想吃中药补补身体，于是就来到我这里。我第一次见到这个孩子的时候，他活脱脱就是个小老头，弓着背，稀稀拉拉的白头发，目光无神，言语无力，走起路来还没我带劲儿。我给他开了一些补肾阴的中药，并嘱咐他回去多吃些高营养的食物。间断性地调理了一年多，孩子的精气神就恢复了一多半。

我拿孩子的事举例并不代表成年人就可以纵欲无度，成年人如果不加节制地行房事也一样会早衰。房事无度导致肾虚的症状除了上面讲过的，还可能会出现眼圈焦黑、腰疼、腿软、反应迟钝、记忆力减退、怕冷等症状。口说无凭，可能大家不太相信房事无度会有如此大的伤害，下面我就给大家讲个案例。

曾有位中年男士来找我看病，他说自己胳膊断断续续疼了两年多也不见好，疼的地方在三年前曾骨折过，当时手术很成功，可骨折后一年就出现了这个毛病。我问他骨折后百天内有没有同房过，他说有过，这就是根源了。古语讲“伤筋动骨一百天”是很有道理的，骨折后百天内是不可以同房的，因为肾主骨生髓，此时的肾本应该全力去愈合骨折伤口，现在反而来满足你的个人欲望，房事对肾精的消耗是很大的，肾精不足了还怎么长骨头？骨头百天长不好，之后就很难再长好了。

因此建议大家过夫妻生活要有所节制，同时最好能做到在以下情况下不行房事：妻子经期、妊娠期、产后；双方有人生病时；过度劳累后；饮酒过量后；雷电交加的天气；野外等。这些情况下身体处于相对虚弱的状态，行房事对身体的伤害比平时大很多。

对于青壮年男性来说，如果是因为房事过度引起的肾虚，一般多是肾阴虚，表现为烦躁、盗汗，手脚时常发热，平时可吃一些六味地黄丸，饮食上可多吃枸杞子、桑葚、黑芝麻、山药这些食物，它们都有补肾阴的作用。待我们的双肾阴阳平衡之后，再根据情况，适当进补为宜。

房事过度会造成男性肾虚，甚至是出现阳痿、早泄等性功能障碍疾病，所以有人就误以为肾虚是男人的“专利”。其实并不是这样。

俗话说“男怕伤肝，女怕伤肾”，中医认为，就补肾调肾来说，在很多方面，女性比男性更需要。

像女性出现的夏天畏寒、尿频且量小、脱发掉发、月经不调、早衰、不孕等症状，其实很大程度也是由于肾虚引起的。女人肾虚的原因有两个——先天不足，从娘胎里出来就天赋有限，底子不好；后天能量消耗过度。中医认为，肾是生发津液的脏器，如果晚上很晚才睡、房事过度，用于滋养的津液就会比一般人少，而肾又要努力工作保持津液充足，时间长了，肾脏就很疲劳。

当然，女性补肾也要分型而治，一般来说女性最容易出现的肾虚是这3种类型：肾气虚、肾阳虚、肾阴虚。

肾气虚是容易腰酸，但是手脚不冷；肾阳虚的表现是怕冷，像现在的天气就要用热水袋，腰酸，晚上小便多，容易发胖，痰多，月经量少。女性肾阳虚了，排卵量少、排卵周期拉长，不容易怀孕；肾阴虚就更严重了，手心、脚心发热，容易心烦，不容易睡着，脾气不好，这种肾虚更难怀孕。

如果是肾气虚，保持良好的生活习惯，吃点儿补肾的东西就会好起来，比如多吃核桃、芝麻、豆类；如果是肾阳虚，则证明你的身体有点儿虚了，但是一补就好，冬天可吃点儿阿胶膏；而肾阴虚说明身体不仅虚还上火，食物要好好调整，少吃羊肉、牛肉，多吃红枣、核桃和鱼类，一年四季可以吃点儿清补的铁皮枫斗。

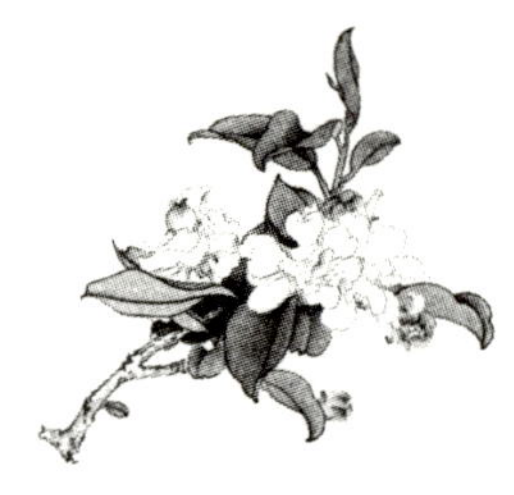

☆ 这样养肾才养命

人这一生的精气神和身体状态，基本上都和肾的强壮与否有直接的关系。人从幼年开始，肾精逐渐充盛，激发牙齿的生出与生长的生理现象；到了青壮年，肾精进一步充盛，机体也发育到了繁盛时期；进入中年，肾精维持在一定范围内上下波动；到了老年，肾精衰退，我们的身体也逐渐衰老，牙齿出现松动，头发变白脱落……

只有肾这个“粮仓”中所藏的维持气命活动、生长发育的基本物质充足，有足够的“食粮”，身体这个大家庭才能健康和睦，兴盛不衰。所以我常常对身边的人说：“养命先养肾，调理先调肾。”

肾作为储存人体基本生命物质的“仓库”，它的规模、功能决定着物藏的丰富程度。元阴、元阳、气、血、津液都藏在肾中，这些构成了人体的基本物质，为人体的各种生理活动提供了能量和动力。肾里藏的“精”就是元阴、元阳、气、血、津液等人体物质的精华。

肾这个“仓库”建得越大、功能越完备，储存的能力就越强，在人体需要时可以提供的物质就越多，人体健康自然就越有保障。

肾养的好，你的抵抗力强了，头发不白也不掉，说话声音洪亮底气足，脸色红润精神好，性和生殖功能也正常，总之是非常值得我们去做的一件事儿。但是不懂中医的人，无法辨证来判断虚实，以至于完全搞反了，只能让自己越来越虚。例如，肾阴虚的人，听说韭菜、羊肉能补肾壮阳，于是一味地选用那些补肾阳虚的食材，结果只能是起到南辕北辙、破坏身体的效果。那么怎么样养肾最科学呢？

其实我们以通过食物调养的方式来养肾护肾，很多食物能起到调养阴阳、增强肾功能的效果，这其中最重要的是要多吃黑色的食物。从中医五行上看，“黑入肾”，说得是肾和黑色的食物最为相宜。而实践证实，很多的黑色食物对肾的补益和养护作用确实明显。

只不过对于黑色食物的好处，很多人可能并不是很清楚，有人甚至会很抵触，觉得黑乎乎的东西看着就没什么食欲。其实别看黑色食物卖相不好，对身体的益处还真不少。在这里，我给大家推荐几道以黑色食物为主的菜品。

1. 黑米桂圆粥

材料：黑米80 g，桂圆肉15 g，红糖适量。

做法：将黑米洗净，放入锅内，加适量的清水，大火煮沸后，转小火煮至八成熟，加入桂圆肉，继续煮成稠粥，调入红糖，即成。

功效：黑米桂圆粥能够养心安神，补肾益精。由于黑米不易煮烂，所以在煮粥前，一定要先浸泡一个晚上，这样就容易煮烂了。相信爱惜自己身体的朋友就算多花点儿时间精力也是愿意的。

2. 芝麻枸杞子煲牛肉

材料：牛肉500 g，黑芝麻100 g，枸杞子30 g，花生油，水豆粉，其他调料适量。

做法：将牛肉洗净，切片，放入碗中，加入料酒、酱油、花生油、水豆粉腌制入味。黑芝麻用水洗净，直接放入热锅中，用小火迅速烧匀，待炒出香味，盛出备用。枸杞子洗净后，与牛肉片、芝麻一起放入砂煲中，加入沸水适量，大火烧开后，转小火继续煲4小时，调入盐、味精即成。

功效：这道菜具有滋养肝肾，强壮益精的功效，注意不要炒煳，以免影响营养的吸收及口感。

3. 黄瓜木耳炒肉片

材料：黄瓜两根，黑木耳50 g，红椒、盐、鸡精、醋、淀粉适量。

做法：木耳水发好，去除根部洗净备用，红椒斜切成菱形，瘦肉切成片。肉片用盐醋淀粉抓入味，腌制片刻。炒锅放油，加入肉片翻炒；炒到肉片断生，加入黄瓜木耳红椒，翻炒均匀，吵到黄瓜八分熟时就可以了。

功效：黑木耳性味甘平，具有补肾气、凉血止血、清肺益气、活血益胃、润燥滋补强身等功效，还能清除体内的各种有毒垃圾。

4. 百合桑葚汁

材料：百合15 g，枣（干）15 g，桑葚15 g。

做法：将百合、桑葚、红枣洗净，沥干水分。将红枣放入锅中，加入适量水煮开；再转小火熬煮半小时左右。放入百合、桑葚，煮开即可。

功效：桑葚对于肾功能有很好的调节作用，具有补血滋阴，生津止渴，滋润肠燥等功效。而这款桑葚做法是滋阴补肾的佳品，特别适合女性朋友食用。

5. 黑米豆浆

材料：黑豆60 g、黑米30 g、枸杞子10 g。

做法：将黑豆、黑米洗净，浸泡一夜。黑豆黑米放入豆浆机中。泡制出来的黑色液体不扔，倒入豆浆机中。补足水量，然后制作豆浆。待豆浆做好后，取出趁热放入洗净的枸杞，搭配食用。

功效：黑豆味甘性平，归脾、肾经，不仅形状像肾，还有补肾养胃、补中益气的作用。用黑豆和黑米搭配制作的黑豆米浆，绝对是滋阴补肾的佳品。

当然，除了黑色食物以外，一些海产品、坚果也是养肾的“好帮手”，大家也可以酌情选择。总之，黑色食物因其营养成分齐全，质优量多，被列为食物之首。黑色食品又恰恰有补肾中精气的作用，多吃黑色食品能增强体质，预防疾病，可明显减少动脉硬化、冠心病、脑卒中等严重疾病的发生概率，还可以延缓衰老，等同于养命。

大国医讲了
你才懂

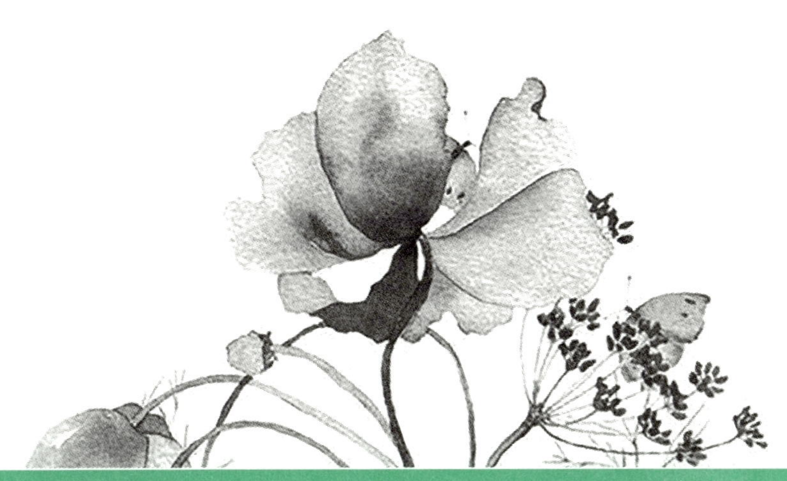

第三章

家有遗传史，你还不注意吗？

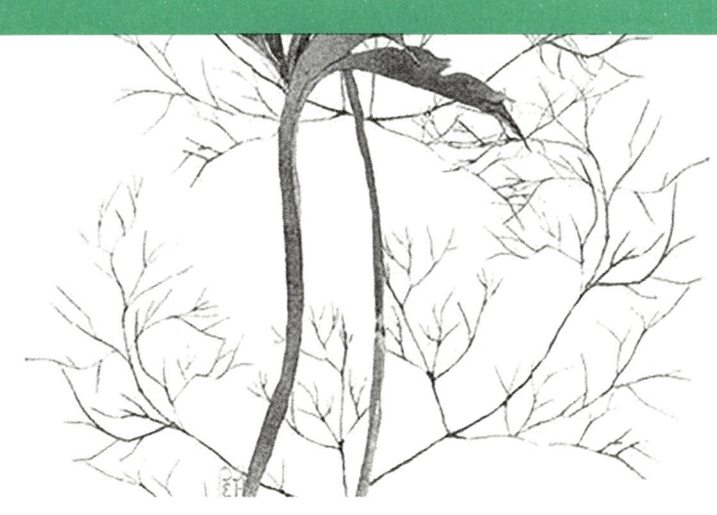

高血压越来越“年轻”

“遗传病”听起来似乎有不可避免、难逃一劫的含义，其实疾病传与不传关键还是在你自己。你随意马虎地对待生活，生活就会让你落入遗传的怪圈；你认真精致地经营生活，疾病自然也会逃之夭夭。

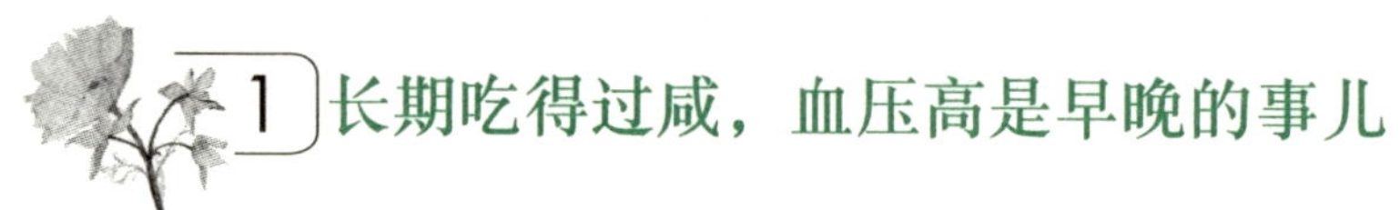

1 长期吃得过咸，血压高是早晚的事儿

我和家人出去下馆子一般都要特意提醒服务员把菜做得淡一点儿，因为我发现这些年餐馆的饭菜普遍比较咸，这可能跟人们口味儿越来越重有关系。我时常感觉现在的厨师在做饭时，就好像盐不要钱似的，使劲儿往菜里放，菜的味道是有了，可这重口味儿也给身体健康带来很多隐患，其中最主要的就是容易引起高血压。

前些日子去朋友家吃饭，第一口菜刚进嘴里就感觉味道挺咸，吃过饭后闲聊时我便询问起饭菜味道的事儿。朋友说他们家一直都是这个口味儿，太淡了觉得饭菜不香。我点点头，看来人的习惯一旦养成，还真是难以改掉。

他的太太经常看养生节目，也知道盐吃多了不好，曾经有那么几天故意少加些盐，但耐不住全家人的反对，没几天原来的咸味儿就变回来了。朋友家四位老人都患有高血压，他们家的遗传可不怎么好，我也担心朋友一家会过早地患上高血压，于是吃过饭就开始给他们讲盐的危害。

大家都知道吃盐多对血压有影响，但不知道为什么会这样。简单来说，食盐的主要成分就是氯化钠，其中的钠离子主要起着调节体内水分和渗透压、增强神经肌肉兴奋性、维持血压正常和体内酸碱平衡的作用。因此吃盐过少就会降低神经肌肉兴奋性，使人感觉身上没劲儿。

但吃盐过多了也不行，吃盐多摄入的钠就会变多，过多的钠离子会把身体内的水分牵制住，使血液的容量增大，在血管容积不变的情况下，增多的血液对血管的压力就会增大，从而引起了高血压。

《黄帝内经》中说“多食咸则脉凝泣而变色”“咸多伤心”，意思就是讲过于咸的味道会损伤人体心血管系统，使血脉凝聚，面色发黑，直至最后形成高血压。咸味在五行中是属于水的，而心血管系统却是属于火的，水能灭火，水克火，水太多就会把火浇灭，因此吃得太咸就会损伤心血管系统，如此便轻而易举地成为高血压患者。

世界卫生组织推荐的食盐量是每人每天2克，但我国居民平均下来每人每天能吃12克盐，远远超出了推荐量，因此这也就成为我国高血压病多发的重要原因之一。正常人应该少吃盐，那么本身就有高血压的人是不是可以随便撒盐呢？

当然不可以。降压治疗的重要途径就是排钠、排水，如果高血压患者在吃降压药的同时不注意控制饮食的咸淡，就会使正在服用的苯磺酸氨氯地平片、硝苯地平缓释片等降压药的药效大打折扣，最终不得不通过加大降压药的剂量或多种降压药联合运用来控制血压，这样反而增加了很多药物产生的副作用。

朋友和他太太的父母都有高血压，他们两人患高血压的概率就很大。要知道父母有高血压病史的，子女患高血压的概率可达30%。虽然很多人先天遗传不佳，但通过后天生活习惯的调节，至少可以使高血压患病年龄推后，甚至有可能避免患上高血压。如果家族没有高血压遗传史，那你应该庆幸，你患上高血压的概率在10%，但这类人如果不注意预防保健，也完全有可能从这一代开始产生高血压。

我建议朋友以后饮食要尽量清淡一些，多吃点儿蔬菜瓜果，如果觉得没有味道，可以通过其他调味品来增加味道。这个建议也送给所有人，希望大家能从清淡中吃出不一样的味道，吃出健康的身体。

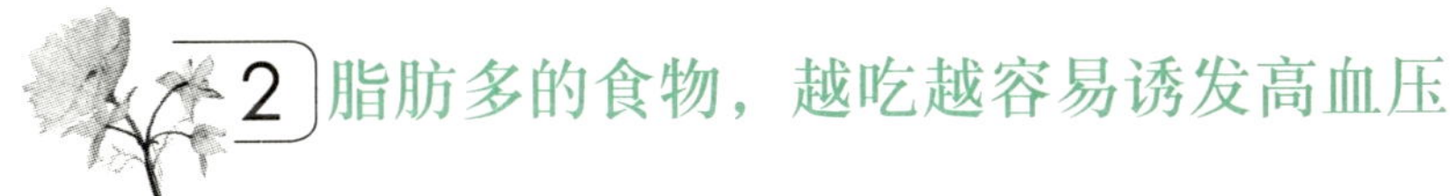

2 脂肪多的食物，越吃越容易诱发高血压

含脂肪多的食物会让人觉得吃起来很香，这也就是很多人爱吃肉的原因。肉虽然香，但吃得过多会诱发高血压，特别是本身家里就有遗传史的人。

我有个患者朋友今年35岁，他母亲就有高血压，所以说他有很高的被遗传的概率。也是最近这半年，这个小伙子饮食没有太注意，一直吃得很油腻，夏天吃烧烤、喝啤酒，秋天涮肉什么的，自己也胖了不少。到了入冬，总是感觉自己头晕晕的，脸发热，总想出门溜达透透风。小伙子以为自己是上火，挂了我的号，我听了他的描述，先给他测了下血压，结果是高压150低压110，很明显他已经患上了高血压。

小伙子一开始不相信，他说自己这么年轻怎么就高血压了呢？我问他你们家有没有遗传史，他说他母亲有高血压。我说这就对了，你家里本身就有遗传史，你还不注意，一看你就是痰浊体质，平时没少吃肉吧。他点点头，“老实交代”了自己的饮食习惯，然后一脸悔意地问我有没有办法能治好。

我说你先吃降压药控制一下，血压降不下来会对心血管有损伤，而且容易诱发脑出血等疾病。然后我们可以吃一些中药慢慢调理，你自己也要注意运动和饮食，否则吃什么药都没用。小伙子使劲儿地点了点头，我相信他心理一定十分后悔。

肉虽美味，真是不能多吃啊，有高血压遗传史的人一定要注意这一点。已经患上高血压的人，也要注意这一点，很多高血压患者都通过降压药控制住了血压，觉得只要坚持吃药就没事儿，其实这种想法是非常危险的，是消极地对待自己身体的想法。

我的棋友老刘就是个嗜肉如命的人，每次我们一边下棋一边聊，老刘总是说以前没吃好，现在年龄大了，生活条件也好了，想吃什么就吃什么，不要给自己太多的约束。老刘吃饭每天都必须有肉，如果哪天没见着肉，他就跟老伴儿急。

老刘40多岁的时候就已经有高血压了，可他仍然不忌吃肉的口，我时常拿医学的道理来劝他，可是丝毫无法动摇他一定要吃肉的心情。他自己还有一套理论："想吃肉是身体需要，和饿了想吃饭，渴了想喝水一个道理。再说了，我吃降压药这么多年，血压一直稳定。"我说你只是胃口不错，脾胃健康，但想吃不代表就要多吃。他不听。

终于有一天他突然摔倒在地，送到医院后发现是高血压引起的脑出血，这下他可真被吓到了，幸好出血量小，没有引起后遗症，要是运气不好的人就瘫痪在床了。自此之后，老刘吃肉就越来越少，再也没听他提起过那个"理论"。

经常吃脂肪较多的食物，如果超过了身体分解脂肪的能力，就会有大量脂肪无法被分解，从而沉积在体内。沉积于血管壁就会造成动脉血管的硬化，血管一旦硬化就会失去弹性，从而使血液对血管壁的压力相对增加，这就形成了高血压。

血管硬化会使得血管壁变得脆弱，一旦血压升高到一定程度，失去弹性，变得脆弱的那部分血管就很容易破裂出血，尤其是最细弱而又最容易硬化的脑动脉，因此高血压引起的脑出血时有发生，并且一旦发生过出血就很容易出现再次出血。

老刘的高血压就是这么来的，本来年龄大了脂肪分解能力就比较低下，他还要吃那么多肉，更是加快了高血压的演变。高脂肪食物属于肥甘厚腻之品，最是容易生痰湿之邪，痰湿阻滞血脉就会引起血压升高，痰湿如果上蒙脑窍就会出现头晕等高血压病症状，严重者阻塞血管还会引起脑梗死或者脑出血，危及生命。

老刘自那次以后就听从了我的建议：少吃肉食，多吃蔬菜水果，适当运动，低盐清淡饮食，按时吃药。到现在这么多年过去了，他也没有再次发生脑出血。

高血压是个慢性病，并不可怕，但它的长期破坏力非常大。它除了会对大脑造成伤害，还会对多个脏器造成不可逆的损伤。高血压首先会影响心脏本身，长期的高血压会使心脏代偿性增大，从而造成心脏功能的异常。其次肾脏也是高血压迫害的对象，长期高压的状态会破坏肾脏内部结构，从而出现肾脏功能的异常。高血压日久还会造成脏器的衰竭，使生命受到威胁。

3 冬季不注意保暖，血压容易升高快

冬季天寒地冻，大多数人都喜欢躲在屋子里，可就是有一部分不怕冷的人喜欢挑战凛冽的寒风。

同一小区的老王每天都和老伴儿一起晨练，除了下雨下雪，几乎从未间断过，甚至冬天寒冷的早晨也要冒着严寒出来溜达几圈。一次我俩顺道一起回家，路上闲聊起来。他说自己的血压最近有些控制不住，想咨询我调整一下降压药。

那时候正值冬季，他又没有其他升压的诱因，我考虑十有八九是晨练惹的祸，我建议他停止晨练观察观察。他不解地说，锻炼不是有助于降压吗？怎么还不让锻炼了？人年纪大了睡眠时间变得越来越短，早上醒了也没什么事情，不锻炼身体闲着做什么呢？我跟他解释说，并不是不让他锻炼，而是让他冬天为了避寒尽量少出门。血压高为什么要避寒呢？外界气温较低时血管也会收缩，尤其是末端的血管收缩最为明显，这其实是身体的自我保护机制在起作用。血管收缩后就会减少散热，从而起到保暖的作用。但另一方面，血管收缩

又会造成血管管径变小，从而引起血压升高。因此我说冬季要避寒保暖，避免因寒冷刺激引起血压升高。

老王的血压就是由于寒冷刺激升高的，一般情况下注意保暖，休息一段时间就会好转。但如果持续受寒冷刺激，或者气温变化过大可就危险了，很有可能会因为血管过度收缩导致心肌梗死、脑出血、脑梗死等高危疾病。尤其是本来就有心血管病史的人，更应该注意防寒保暖，避免进一步加重病情。

还有一部分人喜欢冬泳、洗冷水澡，这都是存在危险性的。这些人可能认为冻一冻身体会更结实，其实并非如此，人的身体并没有他们想的那么“坚强”，真正的阳气旺盛能够耐受寒冷的人还是非常少的，尤其是有这些爱好的人如果还患有心血管疾病，那就最好趁早戒掉这个爱好。

另外很多年轻人仗着自己年轻气盛，冬天穿着单薄，再加上空调暖气造成的室内外巨大温差，出了屋外瑟瑟发抖，进了屋内热火朝天，导致血管大幅度收缩舒张，时间久了很容易造成血管弹性变小，从而引起高血压。虽然高血压一时半会儿不会找上门，但长期寒冷刺激会增加患高血压病的风险，甚至使患病年龄大幅度提前。

我们的血压是时刻变化的，但是还是有一定的规律可循。一般情况下早上八九点和下午五六点钟是血压的两个高峰期，而冬季相对于夏季血压会高一些。如果掌握了这个规律，高峰期血压升高就不会过于紧张了，冬季血压偏高也属于正常，一般待气温回升就会有所改善。为了尽量保护心血管，避免高血压，推迟高血压的发病年龄，或者减缓并发症的发展速度，天气寒冷时还是让血管暖和暖和吧。

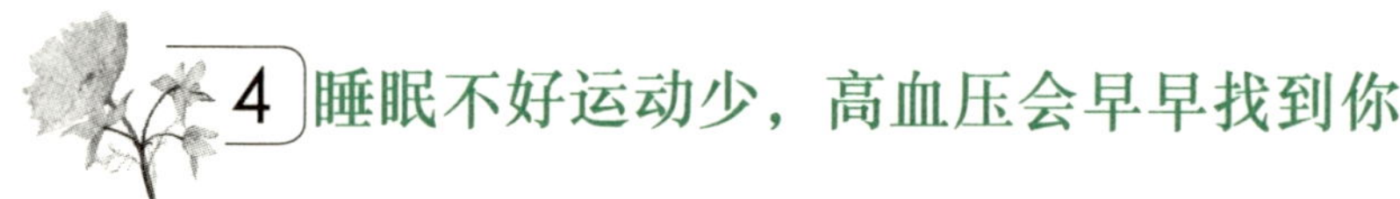

4 睡眠不好运动少，高血压会早早找到你

我有个患者朋友小杨，40岁左右，是个名副其实的女强人，是世界500强企业里的管理层。光鲜的工作背景和不菲的收入虽然令人羡慕，但是超负荷的工作和压力，也给小杨带来了健康上的问题。

她第一次来找我看病是因为长期睡眠不好，我看她面色发红，怀疑可能血压有问题，于是给她测了个血压，竟然有160/90mmHg，这可把她吓坏了，血压怎么会这么高呢！详细地询问了她的一般情况后，我发现了问题。小杨从学生时代起就有睡不着觉的毛病，医生诊断为神经衰弱，时常要靠药物才能入睡，而现在更是因为工作的原因，每天躺在床上还要想着公司里的各种事务，失眠是常有的事儿。

但是睡眠和血压有什么关系呢？要知道，人在夜间的时候血压是相对比较低的，这是由于机体本身有一套兴奋系统和一套抑制系统，白天人体的消耗量大，需要血液供应更多的能量，因此白天兴奋系统发挥作用，使血压升高、血流加速供应身体各个器官。

晚上睡着后需要的能量少，抑制系统就开始起作用，使血压下降、血流减速，能量供给减少，机体得到休息。这样一张一弛，我们的身体才能用得更长久。而如果晚上睡不着，人体就会处于兴奋状态，这样一天到晚血脉沸腾，超过了机体能够抑制的能力，血压就降不下来了。不仅如此，一旦机体的自我调控能力崩溃，又不积极加以干预的话，血压就会越来越高。

晚上不睡觉在中医上说是很耗伤阴液的，小杨常年失眠，肝的阴液严重耗损，形成了肝阴虚的身体状态，肝阴虚日久就会导致肝阳相对旺盛，从而形成肝阳上亢的证型，肝阳上亢就是中医高血压形成的机理。此时肝阳冲逆就会出现血压上升、面色发红的症状，还有人会出现耳鸣、头痛、头晕等症状。

另一方面小杨还没有运动的习惯，这也是造成高血压的一个重要原因。人的肌肉都是有弹性的，在运动时肌肉不断地收缩舒张，会使弹性越来越好。同样地，心血管也都是由肌肉构成，适当的运动可以锻炼心血管管壁的弹性，从而使血管不容易受到内外界刺激的伤害，降低高血压的患病率。而长期不运动就会使血管弹性变差，受到刺激时不容易恢复原有状况，时间长了还很容易造成血管硬化。

小杨的血压那么高，但自己却没有任何感觉，这也是很常见的现象，因此为了尽早发现高血压，定期测量血压就成为每个人都应该做到的事情。她可能早就有高血压了，但就是由于没有症状才导致发现得这么晚。

我给她开了调节睡眠的中药和降压药，并嘱咐其回去后按时吃降压药，待血压下降到正常水平时要抽出时间适当锻炼身体。这样睡眠改善了再加上锻炼，血压就会得到控制。

几十年前，得高血压病的人很少，除了饮食上吃不到太多油腻的肉以外，还有一个原因在于那时候的人白天大多从事体力劳动，运动量是充足的，晚上呢又没什么娱乐，连电视都没有，一般都早早就睡了，很少有听说失眠的人。

所以那个时候患高血压的人还真不多见。现在不同了，睡眠不足、运动少的人多了，外加吃的也油大了，高血压已经变成常见的慢性病了。

可能很多人觉得没有症状，或者吃了一段时间药血压降下来了就没必要再吃药，这都是错误的甚至很危险的想法。没有症状的高血压更是危险，随时有可能在不经意间血管破裂发生意外。而吃药后血压控制好了，如果之后不加管理，血压还是会升上来。

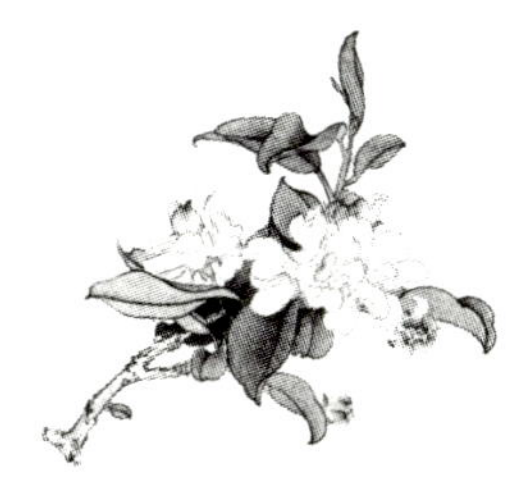

☆开胃祛痰降血压

人的血压高了，普遍有个感觉，就是眩晕。中医认为眩晕的发生，是因为气血不足或痰浊上扰，所以中医有“气不足，目之为眩”和“无痰不做眩”的说法。根据中医对眩晕和痰的不同认识，高血压病的中医食疗要掌握以下7个原则。

原则1．少吃油腻

膏粱厚味，滋生痰浊，对高血压是极为不利的。所以高血压患者在饮食上要格外注意清淡。我们讲了油脂大、脂肪含量高的菜要少吃，所以像动物内脏、蛋黄、墨斗鱼、鲍鱼、无鳞海鱼、虾、蟹黄这类食物要少吃，因为这类食物中饱和脂肪酸含量比较高，这是有害的脂肪酸，是造成动脉硬化、血栓的罪魁祸首。

原则2．科学用盐

我们都有这样的感觉，做菜不放盐，吃起来没味道不香。但是前面讲了，吃盐多是对高血压极为不利的，所以大家还是要有所限制地使用，每天最好控制在3～4 g。有个小诀窍是炒菜的时候不要早放盐，等菜快熟的时候再放，这样能减少盐的量，还不失咸味。另外腌制的食物、酱汤等，也要远离。

原则3. 使用素油

素油是什么，就是我们常说的植物油，如玉米油、花生油、橄榄油等，这些油中不饱和脂肪酸含量比较高，这是有益健康的脂肪酸。所以炒菜时建议使用这类油，量以合适偏少为宜。

原则4. 食宜适量

食量过大，脂肪堆积，体重增加，为了满足身体器官的需求，血压就会相应地升高。有人做过研究，体重每增加12.5 kg，收缩压就会上升 10 mmHg，舒张压会上升7 mmHg。所以控制体重是控制血压的关键手段，而控制体重最有效的是控制饭量，特别是主食量。

日常能有效降脂的食物有：大豆、大蒜、洋葱、海带、山楂、玉米、苹果、黑木耳、牛奶、鱼肉、菊花、茶叶、荷叶等。

原则5. 膳食均衡

膳食均衡是控制高血压必备的辅助措施，如一天的食物摄入量中，蛋白质应该占总量的20%，可以从大豆、花生、鱼肉、鸡肉（要去皮）、牛肉、海参、淡菜等食物中获取；脂肪应占25%，主要从植物素油中获取；糖类应占55%，可以从红薯、玉米、燕麦、小米等粗粮中获取。

而且早、中、晚的热量也要分配均衡，一般早餐30%～40%，午餐40%～50%，晚餐20%～30%。晚餐吃得多、吃得晚，比例搞错了，对血脂和血压都非常不利。

原则6. 多食果蔬

蔬菜含有大量的维生素C和果胶，有利于排出多余的胆固醇，预防动脉硬化；并含有丰富的钾盐，含钠少，可以促进心肌活动功能；蔬菜还含有粗纤维，可以吸附胆固醇并刺激肠道蠕动，随着排便而排泄。总之，蔬菜的这些好处对高血压非常有利。

高血压患者适合的蔬菜有：芹菜、荠菜、马兰头、油菜、菠菜、苋菜、西红柿、苦瓜、小白菜、卷心菜、茄子、茭白、冬瓜、山药、香菇、海带、银耳、大葱、大蒜、洋葱等。

水果能防治高血压的好处在于，水果含有丰富的果酸，是血液中半胱氨酸的克星，因为后者有损血管，引发动脉硬化；另外水果所含的纤维有很强的预防高血压的作用；水果中的维生素A能提高人体抗病的免疫力。水果还能促进蛋白质的吸收。

高血压患者适合吃的水果有：柑橘、荸荠、猕猴桃、葡萄、菠萝、西瓜、柿子、桑葚、香蕉、枣、山楂、苹果等。

原则7．保证睡眠

美国有一项研究发现，高血压患者如果能保证每天晚上入睡的时间比之前早1小时，且睡眠时常不低于8小时，血压会有明显的下降。这其实和我们中医所说的睡眠差，肝阳上亢诱发高血压是一个道理。所以高血压患者朋友要尽可能地早睡、睡好。如果有睡眠障碍，我在前面也教过大家安神的方子，可以一试。

以上这7个原则对高血压患者非常重要，如果您或您身边有高血压患者的话，建议请将这些原则变成自己的生活习惯，只有这样，才能让血压稳定下来。除了原则以外，我们沈氏女科精选了8个保健食谱送给大家，这些食谱有开胃祛痰的功效，能充分发挥中医食疗食养的优势。

1．**荠菜拌豆腐**：荠菜250 g，洗净水焯后切碎；豆腐1块，开水稍微烫熟盛于盘内，上撒荠菜末，加调料，淋适量香油即可食用。

2．**油菜肉片**：油菜250 g，洗净切成小段；鸡肉100 g，切薄皮，料酒、盐、淀粉搅拌均匀放置15分钟。油锅煸油菜半熟后盛出，再加油爆炒鸡肉片，入油菜加调料至炒熟。

3. **夏麻煲猪肉**：夏枯草、天麻各50 g，煎水20分钟后去渣；瘦猪肉3两，洗净切小块入煲中，加药汁小火炖烂后加调料。

4. **雪羹汤**：荸荠100 g洗净去皮，海蜇头反复漂洗去盐分、砂粒。一起放入煲中，小火炖1小时加调料。

5. **清脑羹**：银耳50 g，泡开洗净；生杜仲50 g煎20分钟取汁，与银耳同炖3～5小时，银耳烂熟，加甜或咸味调料。

6. **绿豆汤**：绿豆150 g，大枣10个，薏米50 g，洗净后同煮至熟烂，加甜或咸味调料。

7. **菊花粥**：白菊花50 g洗净，煮20分钟取水；玉米150 g，山药50 g，薏米50 g，洗净入菊花水同煮成粥。

8. **二花茶**：生山楂10 g、莲子心5 g，金银花、白菊花各3 g，泡茶代饮。

别让糖尿病再传下去

从前一直说糖尿病是个“富贵病”，多出现于富贵人家，可现在却大不相同，即使是在普通人家糖尿病也变得习以为常，有钱没钱，其实都很有可能得上糖尿病。特别是有家族遗传史的朋友，您更要小心了！

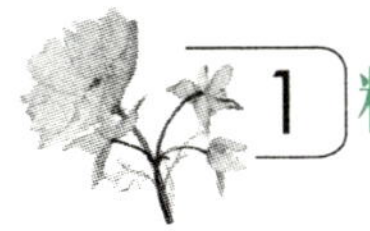

1 糖尿病传不传给你，关键在自己

我一位朋友5年前发现自己得了糖尿病，来找我寻求治疗办法。对于糖尿病中医也只是能缓解一下病情，并没有什么根治的方法,西药还是要按时服用。但是我一定要给他讲清楚他得糖尿病的原因，以免他继续因错误的生活习惯而加重病情。

这位朋友出生于新中国成立初期，当时家里生活条件特别差，成长中又经历了“人民公社”“三年自然灾害”等，按他的话说从小到大就没有一顿饭吃饱过。改革开放后他和朋友合伙经商赚了不少钱，家里条件也好了，每天大鱼大肉地吃，也就是这大鱼大肉让他患上了糖尿病。

朋友很是纳闷儿，别人大鱼大肉吃怎么没事儿，为什么偏偏他就得了糖尿病？其实这跟他从小的体质和经历是相关联的。

有学者研究过，出生于或幼年长于饥荒年代的人，生活条件转好后患糖尿病的概率要高很多。这是由于出生时或幼年时胰腺分泌功能已经适应了贫困的饮食方式，成年后饮食条件变得异常丰富，饮食结构与幼年时相差很大，身体无法适应，胰腺没有能够消化如此丰富饮食的能力，因此超过负荷胰腺功能就崩溃了。

如果你能够在生活变好后,饮食方式依然维持在幼年时形成的胰腺功能承受能力范围内，糖尿病应该是不会发生在你身上的。简单地说，就是你在胎儿时期或儿童时期接受什么样的饮食，一生都尽量不要有过大的变动。

如此说来小时候饮食条件本就很好，成年后就可以毫无节制地饮食吗？这也是不正确的观点，糖尿病病因很复杂，任何人在高糖、高脂饮食环境下都有可能患糖尿病。大家都知道糖尿病是遗传的，基因的改变又是需要很多代人努力的，父辈种下了种子到孩子如果不注意饮食是很容易触发基因而生病的。因此家里有糖尿病遗传史的也要节制饮食，高糖、高脂类食物都要尽量少地食用。

有统计表明我国糖尿病比美国发病率高出很多，这就是因为我国的“贫困基因”根深蒂固。我国自古以来就是农耕的平民百姓居多，改革开放后生活才逐步富裕起来，人们的整体饮食水平在短短几十年中大幅度上升，源远流长的“贫困基因”无法承受突如其来的丰富物质生活，因此就大批量地暴发了糖尿病。

跟朋友讲解过糖尿病的由来后，我建议他以后一定要管住嘴，按糖尿病的规定饮食吃饭，并且最好劝家人也改变一下高脂的饮食习惯。朋友很是担心自己的病遗传给下一代，我跟他讲糖尿病遗传与否关键在于自己，只要能管住嘴就不用过于担心遗传的问题。

佛家说我们一生的饮食量是有限的，过早吃完后半生可吃的就少了，这话最适合讲给糖尿病患者听，同时也讲给所有人以示警醒。我们的一生很长，美食要慢慢享用。

2 爱吃甜食喝饮料，血糖易升高

甜食可以说是造物主给人类的一大礼物，但这个礼物虽然甜美动人却也危险重重。

甜食可以通过刺激神经及大脑，使人产生心情愉悦的感觉，在心情低落时吃点儿喜欢吃的甜食，乌云密布的心情立马会变得晴空万里。另外它还可以缓解身心疲劳，大多数人在劳累时都会有想吃甜食的冲动，这是由于大脑在疲乏时急需要葡萄糖来补充能量，而吃甜食是补充最快的方式。

甜食中含有大量的葡萄糖、蔗糖等，因此吃了甜食糖分很容易被人体吸收。当人体能量不足、血糖过低时，吃其他食物还需要一个消化吸收的过程，不能马上转化成葡萄糖使人恢复体力，而甜食却可以立刻起到补充能量的作用。相对的，食用甜食会使血糖迅速升高并持续一段时间，而食物引起的餐后血糖升高远远不及相同量的甜食。

我们通常所说的血糖就是指血液中的葡萄糖，人体每一个细胞的活动都需要葡萄糖来供应能量，因此血糖必须保持一定的浓度才能够维持生命的正常运作。一般空腹血糖低于3.61 mmol/L就是低血糖，高于7.0 mmol/L就是高血糖。人体的血糖既不能过高也不能过低，血糖过低会造成组织细胞迅速死亡，比如大脑缺氧10分钟才会造成脑死亡，而大脑缺糖时1分钟就足以致死；血糖过高又会对血管造成破坏，产生慢性炎症反应，最终造成组织坏死。正常人是会通过自身调节使血糖维持在正常范围内的。

人体的血糖是由胰腺控制的，当血糖过低时就会刺激胰腺分泌胰高血糖素，从而使肝脏的储备糖原释放到血液，使血糖升高到正常值；当血糖过高时又会刺激胰腺分泌胰岛素，使血糖变成肝脏的糖原储备起来，或者促进血糖供应细胞能量。胰腺的调节机制正常时我们的血糖也时刻都处在正常范围，糖尿病患者就是由于调节系统出现问题才引起血糖升高。

吃了甜食后血糖会迅速升高，这就需要胰腺迅速做出反应，但胰腺的调节能力是有一定限度的，超过了调节限度系统就会崩溃，血糖就会混乱。爱吃甜食的人血糖波动比较大，因此就会反复刺激胰腺做出较高、较快程度的反应，当某一天血糖调节系统由于过度应用而崩溃时，糖尿病就来了。

如果某段时间你突然出现体重减轻，那就要高度警惕糖尿病了。当血糖调节系统出现问题产生糖尿病时，机体不能够有效地利用血液中的葡萄糖，因此就会分泌激素分解脂肪来供应能量，为了维持生命所需的必要器官正常工作，机体就会减少对肌肉、皮肤等无伤大雅的组织的能量供应，这样身体就会逐渐消瘦下来，这也是很多糖尿病患者越来越瘦的原因。

甜食本身就相当于“有毒的糖果”，过多食用甜食不仅容易引起血糖升高，还会引起肥胖、龋齿、近视等，面对甜食这个“美丽的陷阱”还是节制为好。当然，糖尿病患者最好还是随身携带糖果，以防血糖过低引起休克。

3 体重失控的人，糖尿病多半会发生

有数据表明，过去30年里，中国的肥胖率急剧上升，导致4600万成人“肥胖”，3亿人“超重”。中国已经成为仅次于美国的“肥胖大国”。肥胖倒还好说，麻烦的是容易引起很多疾病，糖尿病就是胖人的高发病之一。

周女士是我的一位老患者。一次她来看病顺便带着读初中的儿子做常规体检，结果出来后血糖竟然高达15 mmol/L，当她得知孩子有糖尿病时一下子就懵了，简直不敢相信这是真的，竟然怀疑是不是检验人员把别人的血和孩子的搞混了。

于是又给孩子查了遍血糖，结果显示还是15 mmol/L，这下周女士抑制不住痛苦的心情，顿时腿一软蹲在了地上，要不是当时她老公在身旁，估计就晕倒了。孩子这么小就得了这麻烦的病，着实让人心里难受。

有人问了，糖尿病不是老年病吗，小小年纪怎么就得了糖尿病呢？这就要从孩子的体重说起。周女士说她儿子从小就胃口特别好，而且从来都是个小胖墩儿，孩子能吃饭家人都还挺开心，胖瘦也根本没当回事儿。可自从发现孩子

的糖尿病，孩子的胃口和体重就变成了天大的事儿。

这个孩子的糖尿病其实就跟他的体重控制不佳有关系。一般长得胖的人要么是摄入得过多，机体代谢不完堆积成脂肪；要么是吸收不了，机体代谢能力弱引起脂肪堆积，中医上叫“瘀”。

这个孩子就属于第二种吸收代谢能力差的胖人。听周女士描述，孩子的饮食都很健康，但是食量是同龄孩子的两倍，因此算下来入量也就比较多，除了体育课孩子平时运动相对比较少，所以我说他的肥胖是由于新陈代谢差造成的。而且后来我在和周女士的沟通中得知，她的母亲就是糖尿病患者，只不过周女士自己还没有任何糖尿病的征兆，每次体检血糖都正常，她就放松了警惕。

实际上，遗传是门非常神奇的科学，像过去我们常说的“隔辈儿传”，就是遗传学上典型的表现。孩子由于有糖尿病的遗传基因，加上自身肥胖导致的代谢问题，一下子就让糖尿病的症状迸发出来了。从这个角度上讲，每个家有糖尿病遗传史的人都要注意。

为什么代谢差又长得胖的人大多数都比较容易得糖尿病呢？除了遗传的因素，从内分泌的角度上说，我们的胰腺中有一种胰岛B细胞，胰岛素的合成与分泌都是胰岛B细胞来完成的，分泌出的胰岛素会通过血液循环到达体内各个组织、器官，与特异的受体结合就会引发各个组织器官细胞的代谢活动，这样我们血中携带的能量葡萄糖就会被消耗，而多出来的糖又会被转化成脂肪。

只有这个过程有序正常地运行，血中的葡萄糖才会被控制在相对稳定的范围内，不会太低也不会太高。但是这种代谢差的人说明胰腺功能隐性地先天就比较差，如果饮食再不加控制，这套代谢系统就很容易因为超过工作能力而崩溃。

糖尿病其实并没有什么可怕的，但它的并发症相当可怕，如果得病后仍然饮食不节制，升高的血糖就会破坏全身血管。眼睛血管被破坏了会引起白内障甚至失明；肢体末端血管被破坏会影响血供，引起腐烂、坏死，甚至截肢、死亡等。

因此得了糖尿病的人要格外注意控制血糖，保养自己；家有遗传史、还未得病的人，就要密切地关注自己的体重情况，远离肥胖，就等于把糖尿病发病率降低。

4 偏食油腻血糖升高会昏迷

油脂大的食物不光会引起高血压、高血脂，也同样会带来血糖的问题。

曾经我遇到过一位外国友人，他是来自发展中国家的留学生，在一次上课中间他突然晕倒，被送到我们医院发现是糖尿病酮症酸中毒。由于送得及时，经过抢救终于清醒过来，之后询问他情况才知道病因。他们家在当地属于富豪级别，饮食上从来都是以油腻的肉食为主，自从来中国留学，他被中国的美食深深吸引住，简直吃遍了各种美味。

结果在不知不觉间血糖就上来了，直到发生酮症酸中毒晕厥才知道自己有糖尿病。经过治疗纠正了他的酸中毒，稳定了血糖。

这个留学生就是由于饮食过于油腻才导致糖尿病。他早在发病以前就有了三多一少（多食、多尿、多饮水、体重减轻）的糖尿病典型临床表现，由于没太在意便发展成糖尿病酮症酸中毒。

葡萄糖是我们身体能量的来源，脂肪和淀粉都可以转化成葡萄糖，来供应我们身体的能量需求，并且脂肪和淀粉是所有食物中能够转化成葡萄糖最快和最多的，因此这也是吃肉和主食容易饱而吃蔬菜水果容易饿的主要原因。

肉类和油脂中含有大量脂肪，因此这些食物食用过多转化的葡萄糖也多，一旦超过胰腺系统的工作负荷，胰岛素就无法充分发挥作用，从而引起糖代谢紊乱，血中葡萄糖升高。

这位外国友人在血糖升高后不仅毫不知情，还继续高油脂的饮食方式，这样就更加重了糖代谢的紊乱。此时机体是无法正常利用葡萄糖的，只好动用脂肪来供应身体所需能量，而脂肪在这种条件下又燃烧不完全，因而就会出现脂肪代谢的严重紊乱，此时游离脂肪酸生成酮体急剧增加，就会出现酮症酸中毒。

中医上糖尿病属于“消渴”范畴，主要是由于阴津亏损、燥热偏盛，其中以阴虚为主，燥热为标，这早在公元前2世纪的《黄帝内经》中就提到了。《黄帝内经》中说：“此肥美之所发也，此人必数食甘美而多肥也，肥者令人内热，甘者令人中满，故其气上溢，转为消渴。”

意思就是说，长期过多地食用肥甘厚腻的多油脂食物，会损伤脾胃，在体内化生痰湿，痰湿郁久最是容易化为湿热。湿热邪气积于胃肠会使消化功能亢进，从而出现多食易饥饿的症状。湿热又容易耗伤机体的阴液，使水液代谢增快，从而出现口渴、多饮、多尿的症状。

这位留学生算是比较幸运的，但不是每个人都能从死神面前逃脱。吃太多油腻的食物就相当于在给糖尿病可乘之机，糖尿病患者吃油腻的食物就更是冒着生命危险，这些人还是趁早改变一下饮食方式为好。

另外给大家说一个简单的快速消耗油脂的小方法：山楂泡水。山楂具有帮助消化高油脂食物的作用，可以在餐后喝山楂水帮助消食降脂。山楂虽能消油脂，但功效有限，若摄入过多油脂类食物，山楂也会“力不从心”。

5 只吃细粮不吃粗粮，也会影响到血糖

生活条件改善了，我们的嘴也变得越来越挑剔，对食物的口感要求也越来越高，粮食也是越吃越细腻，可是大家没有意识到细粮可不一定健康。

那么什么是细粮什么是粗粮呢？以前的人碾磨粮食后根据粗细程度分拨开，颗粒细腻的就是细粮，粗糙的就是粗粮。人们虽然不懂得两种粮食具体有哪些营养成分，但知道吃了粗粮不容易生病。粗粮中含有大量的膳食纤维，吃起来口感很差，所以现在大多数人都不喜欢吃粗粮，因此也引发了很多疾病，许多人得糖尿病就与此有关。

细粮是经过精细的加工，把粮食最外层的粗糙部分去掉，剩下的中间最柔软细腻的部分。细粮口感好，让人百吃不厌，并且其所含的成分很容易被机体消化吸收。细粮中主要的成分就是淀粉，而淀粉主要就是由葡萄糖构成的，因此细粮能够很快地被吸收并供给身体所需的能量。

除此外，细粮中还含有人体所必须的蛋白质、氨基酸，所以细粮在饮食中是必不可少的。然而也正是因为细粮的这些特点，只吃细粮就会增加患糖尿病

的危险。另外细粮中营养成分比较单一，完全不能满足人体对多种营养物质的需求，常常会造成身体某些元素的缺乏。

粗粮加工粗糙或完全未加工，保留有粮食外层的粗制部分，荞麦、燕麦、高粱、糙米、黑米、玉米、小米等杂粮类以及各种豆类都属于粗粮。相对于细粮，粗粮中含有大量膳食纤维、维生素及矿物质，能够与细粮互补来供应人体所需微量元素。不仅如此，粗粮中的膳食纤维还可以延长食物在胃里的停留时间，延缓葡萄糖吸收速度，促进肠道蠕动和排毒，促进脂质的溶解，从而达到预防和辅助降低血糖的功效。

虽然粗粮有如此多的好处，但有些人为了降糖只吃粗粮也是不合适的。糖尿病饮食其实就是用含糖最少的食物来填饱肚子，与多吃菜少吃饭一个道理，多吃粗粮可以使人产生饱腹感而又不至于摄入过多葡萄糖。但是粗粮中的纤维会减缓肠道的吸收能力，引起腹胀、大便增多等现象，长期大量食用可以引起身体营养吸收的障碍，反而造成营养缺乏。

宋金时期的名医刘完素曾说过，“人乃纯阳之体，而油脂细粮乃生热之物，故健者食之病也，病者食之甚也”。食物在中医中也是有寒热温凉属性的不同的，细粮相较于粗粮偏温热性质，长期单纯食用细粮容易生热伤阴，形成阴津亏损、燥热偏盛的病理状态，产生消渴的一系列症状，消渴也就类似于现代的糖尿病了。如此看来，现代人置若罔闻的道理，古人早就有了深刻认识，我们岂不是应该重拾古训。

日常饮食中最好的方式就是粗细合理搭配，既可以适当吃些传统的粗粮，又可以增加一些加工精度比较低的细粮。这样粗细搭配才能够既满足身体所需，又预防疾病产生。

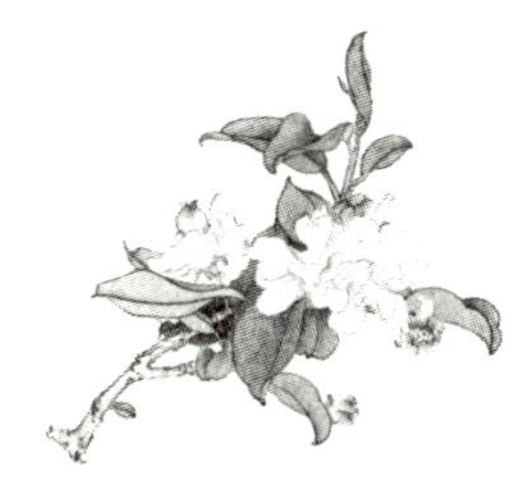

☆ 巧用食疗降血糖

其实中医历史上没有糖尿病这个病名，根据其表现的症状和病因，中医把糖尿病称作“消渴”，即消瘦烦渴之意。“消渴”最早记载于《黄帝内经》，所谓的“此肥美之所发也，此人必数食甘美而多肥也，肥者令人内热，甘者令人中满，故其气上溢，转为消渴”。

唐代药王孙思邈是第一位发现“尿甜”的医学家，比英国人早一千多年，他在《备急千金要方》中写道：“消渴者原其发动，此则肾虚所致，每发即小便至甜。”

2型糖尿病很常见，多在35岁之后，占发病群体总数的90%以上。发病前，患者明显超重或肥胖，临床症状以气短、乏力为主，治疗要益气补肾，中医认为这一类型糖尿病属于气虚肾亏。

糖尿病是世界几大难治疾病之一，一但患病很难根治。西医讲究终身服药。而中医治疗糖尿病，在控制血糖、尿糖，改善症状，减少胰岛素和口服降糖药用量，甚至停用西药和防治并发症等方面都有自己的优势。因此，糖尿病并非不治之症，大家一定要有这个信心。

特别是在膳食疗法上，中医也比较独到，如果能配合运动、心理、四季等方面的养生，就完全有希望战胜糖尿病，让自己像一个正常人一样快乐地工作、学习和生活，享受健康的人生。

说到糖尿病患者的膳食，沈氏女科总结出了一些原则、禁忌和食谱，希望大家能够学习并遵守。

遵守6个膳食原则

1. 保持体力和工作、生活能力。糖尿病患者的膳食不能产生饥饿感，更不能丧失生活自理和生活的乐趣，要从心态上保持积极。

2. 主食（米、面、玉米面、高粱米、荞麦面、小米、南瓜等）必须严格定时定量。一般规定，脑力劳动者每日250 g，分配为早餐50 g、午餐150 g、晚餐50 g；体力劳动者每天400 g，分配为早餐100 g，午餐200 g，晚餐100 g。

3. 副食蔬菜不限量，填饱为止。两餐之间饥饿时可以以花生、豆类、杏仁、腰果等充饥。

4. 严格禁止各种高糖水果（包括西瓜、香蕉、菠萝、柿子等，这些水果会让血糖快速升高）、糖类、冷饮、糕点、蜜饯。可以西红柿、黄瓜、凉拌菜代替水果。

5. 戒烟酒，忌肥甘，尽量少用木糖醇、甜叶菊等甜味替代品，做到“食不甜甘”。

6. 烹调时可用酱油、食油、盐、醋、姜、蒜、胡椒、辣椒等各种材料，但绝不可用糖、糖精等调料。

食物禁忌要记牢

有降糖止渴作用的食物可多吃：猪胰、山药、豇豆、茭白、苦瓜、薏米、黑木耳、大蒜、芹菜、乌梅、冬瓜等。

含糖量超过5%的食物要少吃：白萝卜、南瓜、大葱、冬笋、洋葱、蒜苗、鲜豌豆、鲜藕、鲜蚕豆、啤酒、红白葡萄酒。

含糖量很高的食物绝不吃：胡萝卜、心里美萝卜、红薯、土豆、芋头、粉条、马蹄。

这些食谱能降糖

1. 生地黄粥

配方：鲜生地250 g、薏米100 g。

功效：此方出自《饮膳正要》，具有滋阴生津、凉血除热之功效。

做法：鲜生地洗净切细取汁，薏米淘净熬粥后趁热倒入鲜生地汁搅匀食用。

2. 竹叶粥

配方：鲜竹叶60 g、生石膏100 g、薏米100 g。

功效：此方出自《太平圣惠方》，具有清热除烦，养胃生津之功效。

做法：竹叶洗净切条，同生石膏放入砂锅内加水熬20分钟，取汁滤渣，薏米淘净入锅内煮粥，加入盐等适量调料食用。

3. 杜仲腰花

配方：生杜仲15 g、猪腰250 g。

功效：此方出自《本草纲目》，具有滋补肝肾，健壮筋骨之功效。

做法：猪腰剖开去臊筋，切成腰花，用调料适量浸泡60分钟。生杜仲加水熬浓汁60 mL，并用山药粉兑成薄汁。油锅爆炒腰花，浇上薄汁食用。

4. 酱醋猪肝

配方：猪肝500 g、乌梅10枚。

功效：此方出自《食医心镜》，具有滋补肝肾，清热明目之功效。

做法：猪肝洗净切薄皮，山药粉、鸡蛋清浸泡60分钟。乌梅熬煮取汁60 mL。油锅爆炒猪肝，倒入乌梅汁、山药粉勾芡食用。

5. 素烩面筋

配方：水面筋60 g、山药60 g。

功效：此方出自《本草纲目》，具有养胃补气，清热止渴之功效。

做法：面筋洗净切薄皮，山药洗净去皮切薄片。入油锅煸成黄色，加调料文火炖至熟透，用薏米粉勾芡食用。

6. 油炒苦瓜

配方：苦瓜250 g、黑木耳30 g。

功效：此方出自《随息居饮食谱》，具有补脾益气，清热明目之功效。

做法：苦瓜洗净切丝，黑木耳泡发后撕成小块。油锅煸炒苦瓜、黑木耳，加入调料食用。

以上我列举了糖尿病饮食的原则、禁忌和一些养生食谱，希望大家能够从中受益。对于爱吃甜食的朋友，如果血糖稳定，可以在两餐中间适当吃一点儿零食，而同时要减量主食，并监测好血糖。至于水果，大家要避免高糖分的水果，选择含糖量低的水果，如木瓜、樱桃、苹果、柚子等。血糖控制不好时应忌食水果。

小心，肿瘤也有遗传性

很多人都知道高血压、糖尿病有遗传性，其实让我们感到恐惧的肿瘤也是有遗传性的，如果您家族中的长辈们不幸患上过肿瘤，那么对于您来说，最好的办法是尽早培养防患意识。你的生活方式越健康，肿瘤就会离你越远！

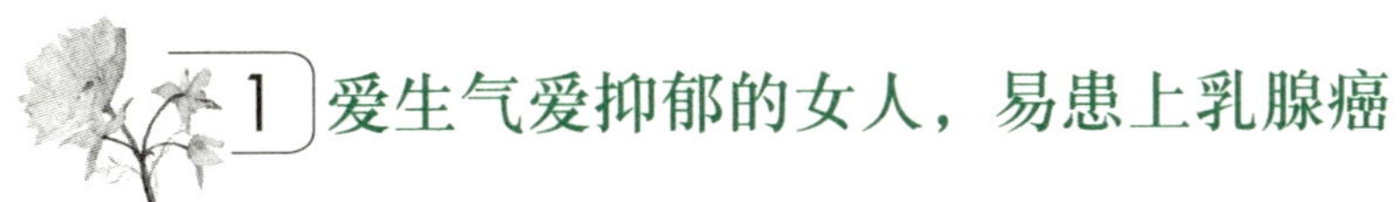

1 爱生气爱抑郁的女人，易患上乳腺癌

这些年乳腺癌的发病率越来越高，而且有不断年轻化的趋势，很多女性朋友可以说是闻之色变。无论是现代医学还是我国古代医学，都认为乳腺癌与情绪的关系非常密切，如今乳腺癌如此多发与女性普遍存在的负面情绪是脱不开关系的。

曾有位三十来岁的女士来找我看病，她说自己前段时间因为乳房疼痛去医院检查，发现长了乳腺增生，服用了一段时间西药也不见好转，由于她还没有孩子，又怕手术治疗会影响以后哺乳，听别人推荐了我，便来我这里寻求治疗。

我们第一次见面时她整个人看上去情绪低落，她说自己还没有孩子，还不知道做母亲是什么感受，很是担心乳腺增生治不好会发展成乳腺癌，她跟我讲着讲着眼睛就开始泛红。

我见她难以抑制担忧与害怕的情绪，便跟她讲乳腺增生这个病最怕情绪抑郁，一定要保持开心愉悦的心情才能痊愈。后来详细了解发现这位女士平时情绪就比较消极，遇到事情很容易往负面思考，使得自己经常处于抑郁的状态，发现这个病以后就更是忧心忡忡，情绪更加低落，甚至都有过轻生的念头。我宽慰她说乳腺增生没有她想的那么可怕，发展成乳腺癌的概率也是很小的，只要控制好情绪一般是完全可以治愈的。

乳腺癌在古代叫作“乳岩”，是由于肝气郁滞导致气滞、血瘀、痰凝，邪毒结于乳络引起。乳腺增生的病因及病机与其是很相似的，如果乳腺增生疏于治疗或病情继续发展就会最终导致乳腺癌。人体十二经络中的肝经循行经过乳腺，而肝与情绪的关系又相当密切，因此情绪在影响肝经的时候就影响了乳腺的功能。

很多女性喜欢生闷气或者独自忧愁想不开，这两种情绪分别属于郁怒和忧郁，它们都是属于抑郁的情绪，当人长期处于这种抑郁的情绪状态时，就容易导致肝气郁滞，气郁日久就会堵塞肝经，在肝经循行的乳腺处产生血瘀、痰凝等病理产物，此时阻塞乳腺就形成了乳腺增生。进一步发展后，痰瘀互相交结于乳腺形成邪毒就会最终导致乳腺癌。

大家都知道《红楼梦》中林黛玉的扮演者陈晓旭就是由于乳腺癌早逝的，她因为入戏太深，生活中难以走出戏中林妹妹忧郁的情绪，肝气郁滞导致乳络不通，才最终引起乳腺癌。我劝这位女士今后一定要尽量保持积极开朗的心情，如此才能使肝气舒畅、肝经乳络通畅，增生逐渐变小直至消失。同时我教给她乳房自检的方法，方便她随时观察病情变化。

乳房自检不仅适用于患者，每位女士都应该定期自检，下面就教给大家正确的检查方法：首先是视诊，站立于镜子前观察两侧乳房是否对称，有没有异常的肿物或破损；其次是触诊，手掌平伸用四指滑动触摸乳房，顺序依次为外上、外下、内下、内上、乳头，触摸时由浅到深、由轻到重感受手下是否有肿块或者结节。

如果发现有异常肿物、结节或者分泌物，或者乳房出现明显的形态改变，就一定要去医院就诊。海带在中药中叫作昆布，有软坚散结的作用，平时常吃海带对乳腺增生及乳腺癌也有一定的预防和治疗作用。

另外我再教各位女性几个简单的手法，每天睡觉前做一做，可以有效地防治乳腺增生，还能疏通经络、促进血液循环，能起到健身防病的效果。这几个手法是这样的：

揉捏法将你的左前臂外展，与身体呈一线，然后用你的右手大力捏揉左边乳房外侧的上部（这个部位包括了冲脉和胃经，胃经上包含了治疗乳腺增生的穴位），这个动作方向随意，捏揉五六分钟即可。然后左侧做完，换成右侧再做一遍。

直推法把你的右手掌面放在左边乳房上部（锁骨下方），然后稍微施力，均匀柔和地朝下直推至乳房的根部，然后再向上原路推回到乳房上部，算一个来回。连续做20～30个来回之后，可以换成左手重复之前的动作。

振荡法用你的左手小鱼际（手掌内、外侧缘由一组肌群构成稍隆起的部位，大拇指一侧称“大鱼际”，另一侧称“小鱼际”）的部位着力，从右边乳房根部向乳头方向震荡推赶，反复几次，直到局部出现微热即可停止。然后换做另外一边，用右手再重复这个动作。

在做这三个动作的时候，身体和头脑要尽量放松。并且要想达到好的效果，建议各位女性朋友能坚持至少一两个月，凡事只有持之以恒，才能见到效果。

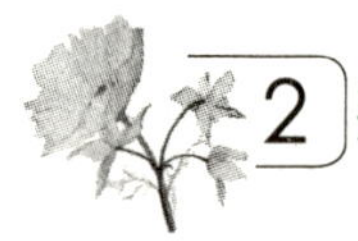

2 剩饭剩菜接着吃，削弱胃气得胃癌

节俭是中华民族的优良传统，本应该大力弘扬，但饮食上过于“节俭”可就不是什么美德了，反而会给身体带来病痛。

小高和妻子都是挺普通的工人，家里的老母亲和上学的孩子都要靠夫妻二人微薄的工资来养活，一家人生活上很是节俭，吃剩下的饭菜一口也舍不得倒掉，老母亲更是省吃俭用惯了，经常抢着吃剩下的饭菜，老太太嘴上说上顿饭做得好吃，其实是心疼儿孙把好吃新鲜的留给小辈。

半年前小高的母亲因为胃痛去医院检查，发现已经是胃癌晚期，西医治疗了一段时间她实在是痛苦难忍，于是便出了院。小高为了让母亲能提高一些生活质量，尽量延长一些寿命，于是便打听到我这里来吃中药。

我了解了情况后严厉地批评了小高，虽然家里条件差，但也不能经常吃剩饭，老母亲再执拗回去也要督促她改了这个习惯。现在还只是老人家查出胃癌，如果吃剩饭的习惯依旧不改，家里其他人也很有可能患上胃癌。

偶尔吃一下剩饭剩菜问题还不大，但经常食用可就出问题了。由于空气中的微生物进入饭菜中会产生一种还原酶，这种还原酶会使食物中的硝酸盐转化成亚硝酸盐，因此隔夜的饭菜亚硝酸盐含量会增加。被还原的亚硝酸盐进入胃内与胺结合就会产生一种叫做亚硝胺的致癌物质，在亚硝胺的长期作用下胃癌也就是迟早的事情了。

另外现在很多人都有慢性胃炎，慢性胃炎会使胃酸分泌减少，胃酸较少的环境非常有利于胃内细菌繁殖。再加之老年人由于胃部的泌酸腺体萎缩，经常有胃酸分泌不足的情况，也给细菌生长提供有利的条件。胃内增加的细菌可以促进亚硝胺类致癌物质的产生，长期作用于胃黏膜将引起癌变。

我给小高讲解后他很是后悔没有及早知道，并表示一定让全家都改掉这个吃剩饭的坏习惯。我考虑到他家的条件比较困难，老太太得病后更是经济紧张，便嘱咐他以后找我看病不用挂号，希望能给他们一家减轻些负担。

其实除了剩饭菜，还有一些经常吃的食物也是含有亚硝酸盐的。其实你若是细心一些，翻看食物标签你会发现，火腿等加工肉类的用料中就含有亚硝酸盐。生肉中的肉毒杆菌会产生含剧毒的肉毒素危害人体的健康，而亚硝酸盐又可以抑制肉毒杆菌生长，再加之亚硝酸盐还可以和肉中血红素结合形成好看的颜色以提高肉制品的“色相”，因此在肉类加工时商家会适量地使用亚硝酸盐。

另外咸菜等腌制食物中也是含有大量亚硝酸盐的，所以这几类食物要尽量少吃。胃癌的发病率韩国较高，我国的北方高于南方、农村高于城市，这其中很大一部分原因就是饮食中含亚硝酸盐食物过量。

那么吃什么可以防胃癌呢？其实只要多吃新鲜的水果和蔬菜就可降低胃癌的发生。大家或许听说过，在欧洲地中海地区，那里的人不光患癌症的人很少，更是连一般的心血管疾病的发病率都很低。于是科学家、营养学家、医学家都过去研究了，研究结果发现，那里的人有一套完整的饮食体系，这套体系决定了他们的身体健康水平远远高于其他地区的人，这就是“地中海饮食体系”，被公认为世界上最健康的饮食体系。

在地中海饮食体系中，很重要的一条就是，只吃新鲜的水果和蔬菜，而且多以生吃为主，即使是炒菜，也只放一些少量的橄榄油。好的我们就要学，希望大家也能做到这一点。

另外自家腌制的食物一定要超过20天，以使亚硝酸盐的含量降到最低。由于亚硝酸盐溶于水，食用腌制食物前可以先用水冲洗一下。胃癌的早期诊断率很低，大部分胃癌在确诊时已经处于中晚期，而胃癌早期又多没有症状，因此中年后定期检查就变得尤为重要。

小高母亲是由于节俭吃剩饭菜，还有一部分人是上班带饭或懒得做饭，一次做好几顿的量慢慢吃，这都是不可取的。一日三餐一定要当顿吃当顿做，尽量少吃或不吃剩饭菜。

3 只吃肉不吃菜，毒素积累得肠癌

最近我看到的一份研究报告表明，10年前大肠癌患者中年轻人占1.8%～1.9%，而现在这一比例已高达6.8%～8%，并呈上升趋势。在患病人群中，男性的比例远大于女性。为什么会这样呢?

其实发病率高是因为我们吃得越来越不健康、食物越来越不安全、生活压力越来越大，而男性比例高于女性，我想主要原因是因为男性的饮食结构不健康——以肉为主。要知道，这种饮食习惯给肠道的消化吸收带来很大负担，为肠道疾病埋下很大隐患。

我一位朋友家的儿子从小就特别喜欢吃肉，几乎顿顿不离肉，而主食、蔬菜却很少入口。前不久他因为拉肚子到医院检查出有直肠息肉，做完手术后来找我调理。我非常了解他的饮食习惯，于是借此机会想好好教育孩子的父母一番，希望不良的饮食习惯能引起他们的注意。要知道，孩子的健康，其实是父母所影响的。

我和他的父母讲，直肠息肉就是由于只吃肉的饮食习惯造成的。高脂肪饮食与食物纤维摄入不足是肠息肉、肠癌发生的主要因素，日常饮食中肉类较多会使肠道的消化吸收负担加重，肠道蠕动减慢，食物中的毒素就会沉积在大肠内膜上，最终就形成了肠息肉或者瘤子，日积月累还完全有可能发生癌变。听我这么说，孩子的父母这回可下决心改变全家的饮食习惯了。

其实，我真不是想吓唬他们，只是把问题的严重性讲出来，希望引起他们的注意。我们医生不是为了吓唬患者而活，但是有时候，患者朋友意识不到问题的严重性，缺乏持之以恒改变自己的决心，治好了病又回到不良的生活习惯中，这是我们做医生最不希望看到的。

大家要明确的是，低纤维素的膳食结构会减缓肠道蠕动，引起排便时间延长或排便困难，使粪便在肠道内停留时间延长，粪便内的毒素在肠道内停留或者被吸收，从而增加了癌变的风险。相反，多吃蔬菜、水果、杂粮等高纤维食物，可以通过纤维素在肠道内吸收水分、吸附毒素、促进肠道蠕动、促进排便，从而达到排毒护肠防癌的效果。

肠癌的发病率北美、大洋洲最高，其次是西欧，而亚洲地区相对较低；而我国的肠癌发病率在不断地快速上升，尤其是东南沿海地区明显高于北方。综合来看，这些发病率较高的地区存在普遍的共同性：经济较为发达，人们的饮食结构偏于高脂类。因此这也反过来说明过多食用肉食容易引起肠癌。

中医上讲多食肥甘厚腻的肉食容易使人生痰湿，大肠为阳明燥金，本就容易蕴热化湿，痰湿堆积于肠道日久就会化生湿热毒邪，这样肠息肉就产生了。湿热毒邪郁久又会化为瘀毒，肠癌也就不远了。治疗上中医采用清热祛湿、活血化瘀的方法，由于肠道的排毒途径主要是大便，肠癌的治疗只要将瘀毒排出就完全有可能治愈，因此肠癌在中医上的治疗效果还是比较好的。

肠癌一般情况下是具有明确的癌前疾病的，并且其发展到中晚期癌有一个相对较长时间，因此就为有效地预防提供了机会。肠癌起病比较隐匿，早期常常只有大便潜血阳性。如果你近来没有明显诱因突然出现排便习惯与粪便性状的改变、腹痛、贫血等症状，就要尽早到医院进行检查。另外对于40岁以上有肉食习惯的人，最好是能够定期检查，而大便潜血是最方便、快捷、便宜的筛查项目。

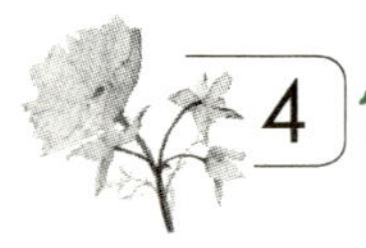

4 常吃发霉或油炸的食物，小心患上肝癌

饥荒年代缺衣少粮，人们也饥不择食，就连发霉的食物都是宝贝。现在生活富裕了，家里永远都有吃不完的食物，可偏偏有些勤俭惯了的人抱着发了霉的食物舍不得扔掉，最终吃出病来后悔莫及。

上个月，有一位60多岁老太太给我的印象特别深刻，她儿子带着来医院做常规体检，发现她肝功能有些问题，便来我这里调理。治病求因，我询问她的一般情况，老太太自己描述的都很正常，没有任何可疑的诱因。

之后是她的儿子悄悄告诉我，老太太经常看到有霉点儿的食物也舍不得扔，觉得可惜硬是要把发霉的部分去掉吃了，全家人谁也拗不过她。由于老太太非要自己一个人住，孩子们也没办法随时看着，经常跟她念叨发霉的食物有毒，可老太太就是不相信，她儿子说这次正好乘着机会想让我帮着改改老太太的坏习惯。

老太太这肝功能异常还真跟饮食习惯有关系，我再不好好跟她说说，以后老太太也许会病得更厉害。肝脏是人体解毒代谢非常重要的器官，人体消化系统的血液基本上都要通过肝门静脉回流到肝脏进行解毒处理，因此食物中的毒素经消化进入血液也都要经过肝脏来解毒。如果吃进去的食物毒素过大或长期吃有毒的食物，毒素量超过了肝脏的解毒能力，肝脏肯定会出现问题。

这位老太太肝功能异常就是吃了过多含毒的发霉食物导致解毒功能受阻所致。我说到这里老太太就急了，艰苦的时候什么都吃也没出现问题，现在说发霉的食物有毒无论如何也不相信。我继续跟她解释说，发霉的食物中含有大量真菌，其中有一种叫做黄曲霉毒素，这种毒素对身体危害非常大，是世界上公认的强致癌物，由于其容易在肝脏内沉积，因此对肝脏的危害最大，最容易引起肝癌。如果一个70 kg的正常人吃了20 mg的黄曲霉素就会导致死亡。

老太太听到这里也稍稍有些害怕，但仍然觉得自己只要把发霉的部分去掉就没问题了，可事实并非如此。我们眼睛能看到的只是严重发霉的部分，而看不到的不代表没有霉菌感染，霉菌是会一步步浸润地破坏食物的，没有烂掉的部分也会有少量霉菌存在。

另外可能你还会说洗一洗、煮一煮就杀菌了，其实这也是错误的观点。黄曲霉毒素是不容易溶解于水中的，并且还特别耐高温，一般的水冲洗、烹调很难完全除掉黄曲霉毒素。

好在只有严重霉变的食物才会产生大量黄曲霉毒素，而一般的食物霉变能够产生的黄曲霉毒素量很小，就是这小量的毒素累积起来也会对身体产生缓慢的毒性，甚至完全有可能引起肝癌。黄曲霉毒素最容易滋生在粮食及坚果等食物上，因此碰到发霉的米、面、玉米、花生等时一定要尽快扔掉，另外粮食及坚果制品发霉出现异味后也不可以继续食用，比如花生油、香油等。老太太听我讲完也觉得是这个理，但习惯也不是一时半会儿能改掉的。我建议她尽量少地往家里备食物，这样就能够经常吃到最新鲜的。

从病理演变上，引起肝癌的原因主要是肝炎，但饮食不慎也很容易累积成癌。除了发霉的食物会引起肝癌，年轻人爱吃的油炸食品也容易致癌，日常饮食中一定要尽量避免食用这些容易致癌的食物。

5 邪气入侵不注意，小心肺癌在逼近

十几年前，肺癌还是个比较少见的癌症，但短短十余年它就一跃成为全球癌症之首。在我国肺癌更是早就成为癌症死亡的首要病因，并且发病率和死亡率还在不断增长。究其原因，空气污染肯定难逃罪责，虽说如此但也不能把所有责任都推给空气污染，自身的调养也是有很大关系的。

一次一位行长朋友来找我看病，他说干咳了快一个月了，一直也没太在意，想着是感冒了休息休息就好了，这两天咳嗽得厉害，昨天竟然发现咳出了血丝。他父亲母亲都是肺癌去世的，想起来他们之前也是一直咳嗽，便害怕是不是自己也得了肺癌。他一大早起来就跑医院找我做各种检查，检查出来也没什么大问题，胸片看着肺也挺干净。他心里担心咳嗽会不会变成肺癌，非要让我给开点儿保肺防癌的药。

我看了检查给他做了简单的查体后对他说，只是个轻微的上呼吸道感染，咳出血也只是咳嗽剧烈引起咽喉充血破裂导致的，不用这么担心。你有父母得肺癌的家族史，只能说你的肺更脆弱更容易得这个病，但不能说一定会得，引

起肺癌的因素很多。

我记得他的老父亲特别爱吸烟，这就是个很大的致病因素，他父母常年生活在一起，母亲肯定吸了不少二手烟，得同样的病也是可以理解的。我这位朋友倒是养成了好习惯，从来烟酒不沾。

导致肺癌的因素很多，除了空气污染、吸烟外，还有接触有害物质和粉尘的职业、电离辐射等，甚至感染、结核也是诱因。在一次医学活动上，我和一位三甲医院的胸外科主任交流过肺癌的问题，他说现在不光男性群体中患肺癌的比例在升高，很多40岁以后的女性也加入了这个群体。他这么说我感到有点儿诧异，于是就问他是不是空气和二手烟的原因。

这位胸外科主任解释说，其实女性患肺癌是多方面引起的，但主要是“气”上得，现在空气不好，雾霾是一个因素。外加上身边吸烟人群，被动吸二手烟也是一个因素。另外就是生活压力大，女性往往抗压能力差、情绪容易波动，所以生气也是一个因素。还有一个因素很多人都猜不到，就是女性在家里经常扮演主妇的角色，炒菜做饭中的油烟吸入到肺，也是诱发肺癌的一个原因。

他这么一说，还真是提醒我了，肺如此娇嫩，油烟等有害气体长期侵袭，一定是会造成伤害的。于是，我把学来的这个知识分享给我的患者、朋友、徒弟，并叮嘱大家一定要互相提醒，尽量少受一点儿“气”，多保护一下肺。

另外饮食也一定程度导致肺癌容易发生，现在有很多研究已经表明，较少食用含β胡萝卜素的蔬菜和水果，发生肺癌的危险性会升高。因此有患者向我求防癌方的时候，我都会让他们回去多吃点儿含β胡萝卜素的绿色、黄色、橘黄色的蔬菜水果。

另外中医讲肺与大肠相表里，肺的正常生理是主宣发肃降的，如果大便不通畅也会影响肺的宣发肃降功能，从而不能够将体内的浊气完全排出，因此多吃粗纤维食物保持大便通畅也是很关键的。

中国烟民众多，大家可能发现同样的环境下有的烟民得了肺癌，有的就没得，除了遗传的因素以外，其实还是和个人体质有关。正气存内、邪不可干，这句古语就是告诉我们自己身体如果健康，就不会受到邪气的侵犯。因此在人类自己造成的环境污染面前，既然躲不过就要强壮自身的“兵力”来抵挡空气污染的“外敌”。

别人吸烟没得癌，不是你吸烟的理由，我还是希望大家为了自己的健康和别人的健康，远离烟草，给自己和这个世界多一点儿新鲜的空气吧。

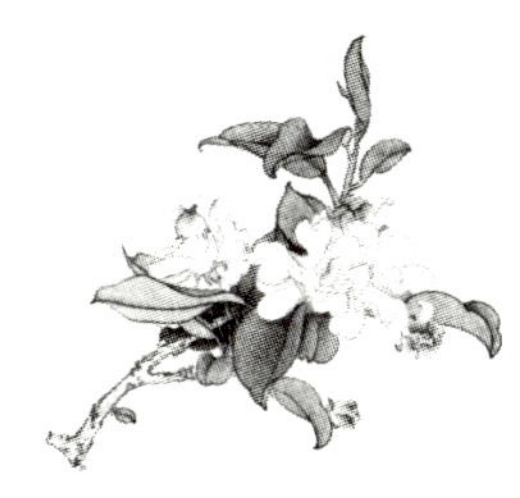

☆ 别让癌瘤打败你

癌瘤的成因至今尚未完全清楚，但是精神因素的致癌性已被公认，所以心理治疗已经成为防癌抗癌的首选。中医在这方面，有“意疗”的优势，可以发挥至关重要的作用。

我可以理解，肿瘤患者普遍存在“恐惧心理”，自认为得了“不治之症”而悲观失望，精神负担过重，整日垂头丧气，丧失了生活的乐趣。其实这种消极的精神状态，极大地抑制了人体自身的抗病能力，也极大地降低了人体的免疫功能，对战胜癌瘤极为不利。

实际上，一方面，作为医生，我们自己也要给患者传递积极乐观的情绪，帮助患者朋友建立自信，与患者互相鼓励、互相关怀、互相帮助，尽可能地让患者忘却肿瘤、忘却痛苦，从这个角度上讲，医生的意疗作用是不可替代的。

另一方面，作为患者的家属，也要帮助患者朋友创造一个温馨、和谐、轻松的环境，这种环境可以唤起患者生活的勇气和求生的欲望，增强患者战胜肿瘤的信心。

当然，最重要的是患者朋友自身的积极奋斗。要让自己做到少进医院、少读医术，对病情不深究，否则，不会增长知识，只会增加负担。尽量转移自己的注意力，在自己身体能承受的范围内，多参加感兴趣的文体活动和休闲娱乐活动。

其实无论是中医还是西医，都有很多帮助患者战胜恶性肿瘤的成功案例，但是这些成功战胜癌症的患者朋友，没有一个不是心态积极、充满希望的人。所以，想战胜恶性肿瘤，先要让自己积极乐观起来，不要被癌瘤两个字所吓倒。

除了药物治疗以外，中医食疗在防癌抗癌方面亦有丰富的经验，能够帮助患者朋友提高生活质量、延长生存时间，增强患者战胜癌瘤的自信心。我在这里，为患者朋友们推荐8个有效的食疗方。

1. 口蘑炖鸡

母鸡1只，洗净开膛，塞入口蘑100 g，文火炖熟，喝汤食鸡。可以滋补气虚，有抗癌、提高免疫力的功效。

2. 黄芪煨鸭

鸭子1只，洗净开膛，生黄芪200 g，塞入膛中，文火煨烂，喝汤食鸭。可以补气养阴，提高免疫力。

3. 赤豆薏米饭

赤豆200 g、陈皮50 g、山楂50 g、薏米200 g、大米100 g，用陈皮水煮饭。可以健脾开胃，增加食欲。

4. 芦根绿豆汤

芦根50 g、薏米30 g、绿豆30 g，芦根煮水，文火煮烂薏米、绿豆，喝汤吃米。可以清热解毒、利尿祛湿。

5. 决明枸杞冻

生决明子100 g，煮水去渣，入枸杞50 g煮沸，加入琼脂30 g，冰糖若干，冷却成冻食用。可以补肾养肝，清热明目。

6. 丹皮芋艿羹

牡丹皮30 g，煮水去渣，芋艿50 g，用牡丹皮水煮烂加调料后，用淀粉勾芡成羹食用。可以凉血散瘀，补中益胃。

7. 鸡蛋菠菜

菠菜250 g，洗净切段，用芋艿糊调匀，上笼蒸包，微出热气取出，将蛋清、生鸡内金粉、淀粉调成芡，倒在菠菜上食用。可以活血通脉，开胃止吐。

8. 百合田七肉

百合50 g、田七15 g、瘦猪肉250 g，田七洗净切片，猪肉切片，加油锅煸熟食用。可以清热止痛，滋阴养肾。

大国医讲了
你才懂

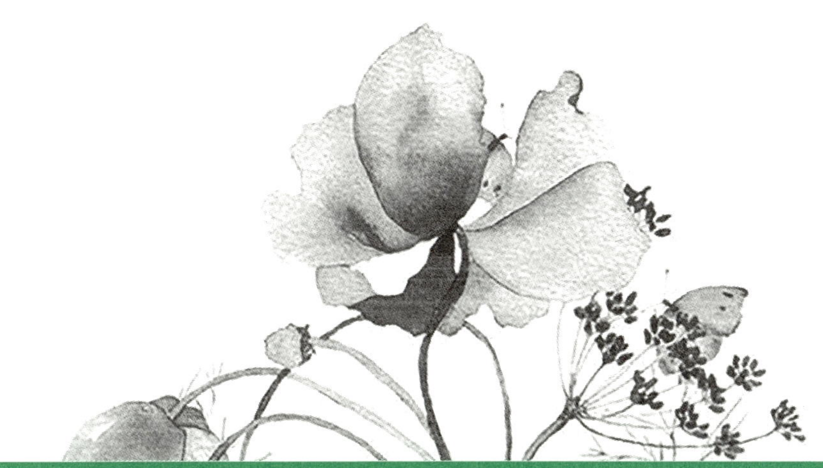

第四章

女人不注意的事儿，变成了难言的那点儿事儿

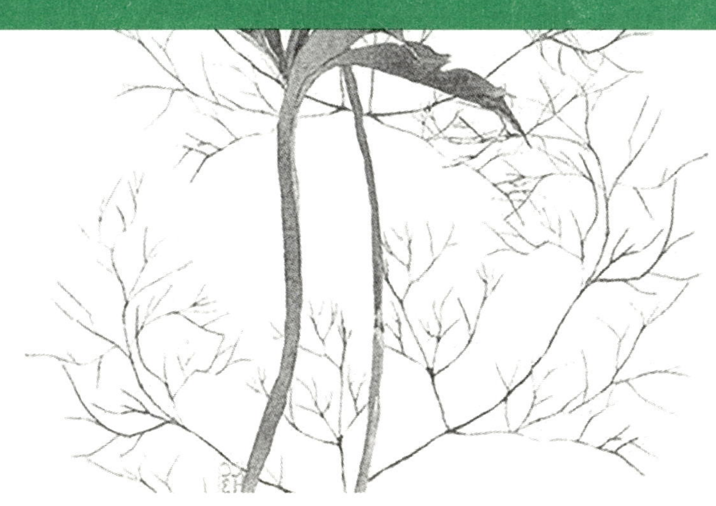

为何月经总是不听你的话?

月经是女性健康的“晴雨表”，可以说月经好，女人妇科就好，气血通畅。但是生活中还是有很多的女性不懂得呵护自己的健康，让本来应该“听话”的月经变得“不听话”，导致月经不调、痛经、闭经等健康问题的出现。

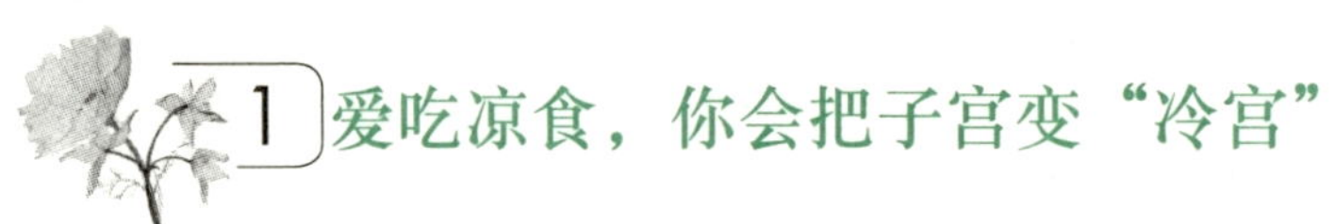

1 爱吃凉食，你会把子宫变“冷宫”

子宫，顾名思义就是宝宝的“宫殿”，是女性孕育下一代的场所。因此子宫环境的好坏决定了胎儿能否健康地生长。大多数女性都要孕育自己的孩子，因此给宝宝一个良好的宫腔环境就显得尤为重要。

我观察到，如今很多女性都存在宫寒的问题，胎儿在这样的“冷宫”中怎么能健康成长呢！曾经有一对结婚两年的小夫妻来找我看不孕不育问题。他们拿着一大堆的检查结果摆在我面前，我仔细翻看一遍，男科、妇科、常规、血检、B超、精检……各种检查应有尽有，但并没有发现任何异常。

这对小夫妻一脸苦闷地说，结婚两年多并没有采取避孕措施，但就是不怀孕，父母非常着急，眼看着身边朋友的孩子都能打酱油了，小两口更是心急如焚。前段时间去医院把西医检查做了个遍也找不到原因，最后只能寄希望于中医。

我仔细观察了下夫妻两人，丈夫从气色上看很健康，妻子似乎就有些问题了。我看她眼圈、下巴和口唇周围微微发青，我一搭她的脉，手腕以下皮肤冰凉，脉象沉弦，一派体寒之象。经过了解得知，她平时很爱吃冷饮，有时甚至在例假期间也忍不住诱惑。我说你是不是有痛经，月经是不是有血块，平时白带还跟水一样？她频频点头称是。

听到这个回答我就大体明白她不孕的缘由了。我对她说，你这是宫寒引起的不孕。冷饮是非常寒凉的食物，你吃冷饮时，寒气会通过脾胃循着经络到达胞宫，日积月累胞宫寒气过盛就形成了宫寒。寒气是主凝滞的，会使血液凝聚，产生血瘀的状况，因此就会痛经，月经有血块。

寒气过盛，阳气不能温达四肢，四肢末端就会冰凉。眼周、下巴都是可以反映子宫状况的面诊部位，这些部位发青色就是子宫受寒的象征。宫寒最终导致子宫的血管痉挛、血行缓慢，整个宫腔环境变得不适合精子和卵子结合，因此只有改变宫腔环境才能治好宫寒导致的不孕。

如果女性有宫寒这种情况，即使怀孕了，胎儿的成长也会受到影响，会导致孩子出生后有“先天不足”的情况出现。大多数父母都非常注重孩子出生后的外界成长环境，但却忽视了“子宫”这个非常重要的内部环境和先天环境。

我经常遇到一些初为人母的女性，时常苦恼于孩子身体差不好养，在孩子身上下了苦功夫，用了各种调补方法，生病还是家常便饭。每每遇到这种情况，我都只能无奈地叹口气，心想怀孕的时候没有给孩子一个好的环境，出生了想调理可就没那么容易了！因此我劝诫这对备孕中的小夫妻，为了孩子的健康，一定不要在身体差的时候急于求子。

我给她开了些温阳驱寒暖宫的药物，间断地吃了半年后，突然有一天夫妻俩很开心地来跟我报喜，说已经怀孕3周了。两人对我千恩万谢，幸福之情溢于言表，我也为他们初为人父人母的那份喜悦而激动万分。

其实这对夫妻的例子还只是轻微的宫寒，算是比较容易治疗的。除此之外，宫寒的表现还有很多，轻的只是月经不调、痛经、经期腹泻、产后腹痛、小腹冷痛、腰膝酸冷等，严重了还会引起不孕、习惯性流产。而引起宫寒最直接的因素就是吃凉食，因此女孩子们千万不要图嘴上的一时痛快，换来心理和身体上的长久痛苦。

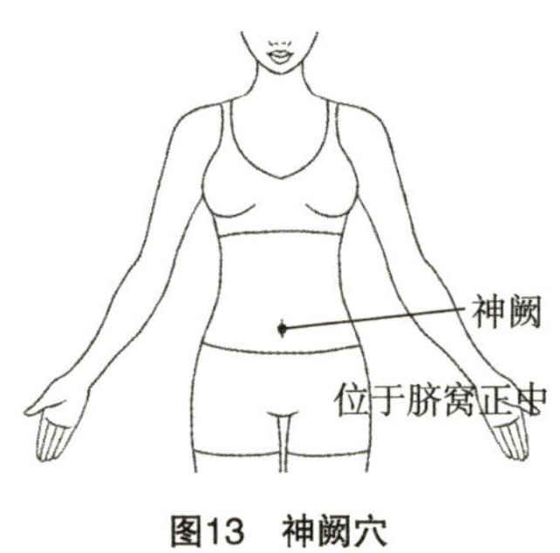

图13　神阙穴

很多情况下年轻人都避免不了吃凉食，我在这里就介绍给大家一个预防宫寒的小方法。大家可以做一个或买一个盐包，将盐包适当加热后放在小腹子宫处热敷，每天敷半小时左右，长期坚持可以达到暖宫驱寒的效果。

除此之外，家里有艾条的女性朋友，如果有宫寒的症状，也可以艾灸腹部的神阙穴以及腰部的八髎，都能起到很好的效果。

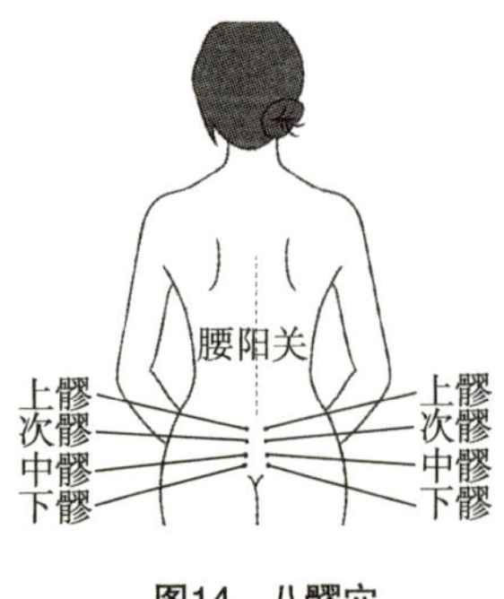

图14　八髎穴

神阙穴（图13）位于肚脐正中,属于任脉的穴位。当人体气血阴阳失调而引发疾病时，通过刺激或施药于神阕穴，便有调整阴阳平衡的功能。艾灸此穴可增强女性身体内的阳气，补虚益损。

八髎（图14）又称上髎、次髎、中髎和

下髎，左右共八个穴位，分别在第一、二、三、四骶后孔中，合称“八穴”。八髎其实是八个穴位：上髎、次髎、中髎、下髎各一对，所以叫作“八髎”。艾灸此穴位，有强肾固本的效果，对小便不利、月经不调、小腹胀痛、盆腔炎等均有明显的治愈效果。

每次艾灸不要超过1小时，30～40分钟为宜，艾灸时不要空腹，艾灸结束后适当喝一些温水。大家要记住的是，艾灸和其他养生保健方法都是一样的，蜻蜓点水、三天打鱼两天晒网的做法是没有效果的，只有做到持之以恒才能体会到身体恢复健康的那份快乐。

2 女人体寒还不运动，月经能好吗？

有位刚留学回来的女孩来找我看月经不调，她说她比别人怕冷，一年四季手脚都是冰凉的，最近几个月还经常痛经。这个女孩体型偏瘦，整个嘴唇周围和下巴都是发青色的，我详细问了她在国外的生活方式，她说在国外没有喝热水的习惯，都是直接喝凉水，回来国内习惯了也就没再变过。一个人在国外读书比较辛苦，几乎天天都要熬夜，吃饭更是没有在家里那么丰盛。

我对她说你这是体寒导致的月经不调，平时人们经常说的体寒其实就是阳虚体寒。我们的体质和西方人是相差很大的，人家长那么壮实生来就喝凉水吃肉食，骨子里已经习惯了。我们国家从来的习惯就是以五谷蔬菜为主，以肉类为辅，从小就不让孩子喝凉水，上百甚至上千年的习惯已经深深地印在了基因里，你硬是跟着西方人的生活方式走，老祖宗留在身体里的基因肯定不答应。

经常熬夜喝凉水，这些都是非常耗伤阳气的行为，阳气是管温煦我们的身体的，身体的阳气少了就像火炉的火不旺了，火不旺肯定就不能温暖到身体的每个角落，就会使手脚这些处在身体末端或边缘的部位处于冰冷的状态。

女性的子宫是个很容易受到全身状况影响的器官，体寒的状况下最先受影响的也是子宫，子宫寒凉月经失调就不难理解了。所以我建议她还是得先把生活方式改过来。我接着问她平时有没有锻炼的习惯，她说以前也有过锻炼的想法，但都是三天打鱼两天晒网，最后无疾而终。

这姑娘体寒还不运动，单靠吃药可不是长久之计呀。我忍不住对她说教了一番，我说你体寒的问题除了生活上要改变习惯，适当的运动是非常必要的。

中医认为脾主四肢，运动其实就是在活动四肢，四肢活动开了反过来会帮助脾胃运化生成阳气。同时运动又会把阳气从体内心肾两脏，通过血液的运行输送到全身各处。这样周而复始就形成了良性循环，日久就会把阳气养回来，改变你体寒的体质。

举个简单的例子，我们出门快走一圈，走到后来你会发现身上出汗了、热乎乎的，其实就是因为运动加速了你气血的运转，让你的身体变热，同时完成了排毒代谢的工作。所以为什么我常常向身边人推荐走路、快走，就是因为这种方式对我们的身体太好了。气血运转起来，经络里瘀的地方就容易被打通，脂肪也会减少，血管也会畅通，身体里潜伏的很多的疾病就会消失。

幸亏这位姑娘非常有决心，之后经过规律的锻炼和不间断地服药，月经很快就正常了，但是想要改变体寒的体质可不是一蹴而就的，这需要她长期坚持运动。

当然运动也不能过度了，运动过量也会引起月经不调，大多数运动员就有过月经不调的经历，有的甚至出现闭经，她们就是运动过量反而耗伤了阴血。

如果是月经期和经期前后，我建议女性朋友们最好不要做剧烈运动，这个时期本来就比较虚弱，剧烈运动反而会伤身。有很多青春期的少女，月经初来不规律，我就建议她们避开经期，适当运动，往往月经刚来的几年调好了，以后就不容易得妇科病。

总之，体寒的女性多少都是有一些脾气虚和脾阳虚的症状，比较适合吃一些温补养脾的食物。在这里我有一道汤膳推荐给大家——**灵芝陈皮老鸭汤**。

原材料是老鸭、灵芝、蜜枣、老姜、陈皮，以及适量盐。做法是先把老鸭宰杀干净，沸水焯过待用；然后将灵芝、陈皮、蜜枣洗净，老姜洗净切片备用。接下来，将老鸭、灵芝、陈皮、蜜枣、老姜放入开水锅中，用中火煲2～3小时，加盐调味即可，趁热服用。

鸭肉可以“生津血、补五脏”，有很大的滋补作用，而且不易上火，配以养心安神的灵芝、理气健脾的陈皮，滋补强体的功效很好。女性每周喝一两次这个清润可口的汤，可以起到健脾开胃、滋补肝肾、养阴止喘的功效，特别适合体寒体弱的女性饮用，尤其是在冬天。

3 心情不好肝气郁滞，月经失调找上门来

常有人说女性是感性的动物，这跟她与生俱来的生理特征密切相关，这种阴柔的感性给生活带来不少情调，但感性过度反而会伤及自身和他人。

我的一个远房侄女天生性子急，偏偏找了个慢条斯理的老公。侄女年轻的时候经常因为侄女婿行事缓慢而发脾气，后来她发现月经经常淋漓不尽，半个多月也走不干净，于是来找我调理。我深知她的脾气，于是跟她说你这就是闹脾气造成的，除了吃药还必须得改改脾气，不然还会再犯。

发脾气怎么就引起月经问题了呢？其实她这属于肝气郁滞中的郁怒。肝是管藏血、主疏泄的，肝脏以舒畅条达为佳，肝经的循行是经过小腹、环绕生殖器的。肝的疏泄正常，经脉中的血就会按周期满溢，月经也就会按周期来止。

她经常生气就会导致肝气运行不畅快，肝气不畅又会导致肝脏疏泄失职、气血失调，由于怒气是火，怒又属于肝木疏泄太过，疏泄太过就会导致月经提前。怒气化火，肝火就会循经络下行到子宫，火旺而迫血出于脉外，引起月经淋漓不尽的症状。

她吃了几个疗程的药月经就恢复正常了，从这次以后侄女的脾气有所改

善，加之侄女婿对她多加谦让，她的月经问题也没再犯过。

肝气郁滞除了有郁怒的人，还有一种郁结的人。这种人生气了不发脾气，经常是自己一个人生闷气。对别人的危害先不说，对自己的伤害可就大了。这类女性通常会出现月经推后或闭经的症状，这是由于肝气郁结肝木疏泄不及，加之气郁日久肝经经脉阻滞所致。这类人除了月经不调，还会表现出情绪低落、唉声叹气、胸胁胀痛、食欲不佳等症状。

肝气郁结的女性还有一个显著的特点，就是脸上的色斑比较明显，特别是35岁以后的女性，这一点是很明显的。为什么肝的问题会体现在脸上呢？这是因为郁久化火，灼伤阴血，导致脸部血液运行不畅，气血不和就容易让代谢废物沉积下来，从而形成了色斑。

对于肝气郁滞引起的月经不调，除了调节情绪，大家平时也可以通过中药调理，如四逆散。这个药方出自《伤寒杂病论》，需要用到柴胡、炙甘草、枳实、芍药四种药物。具体做法是柴胡、芍药、枳实、炙甘草各6 g，然后加适量水煎服。一天三次，每次一杯，温热服用。

中医治疗肝气郁结的常用药物有柴胡、白芍、枳壳、香附、郁金、元胡、陈皮等，这个方子里用的这几味药物，疏肝理气的效果都不错。这个方子在临床上很常用，女性朋友们需要疏肝理气时，也可以自己服用。

另外职场中的女性，还可以在办公室自制玫瑰花茶，做法很简单：每次取干玫瑰花6～8朵、冰糖适量、枸杞子四五粒，放入杯中，用开水冲泡代茶饮服。玫瑰花茶可疏肝解郁，理气止痛，同时对女性内分泌调养有很好的帮助作用。枸杞子具有补肾明目，延缓衰老的功效。

不过，女性朋友们要记住，无论是四逆散还是玫瑰茶，在经期及其前后都不适宜服用。其实最好的还是保持一个平和的心态，不为小事儿抓狂，不随便发脾气，做到这一点，什么病都能好一半！

4 给自己压力太大，月经肯定不听话

如今，女性的社会地位越来越高，甚至有人说有现在的社会有阴盛阳衰的趋势，随之而来的是女性工作和生活的压力也变得大了起来。由于女性特殊的生理特点，月经的状况就成了压力大小的天然测试计。

之前朋友介绍一位大学女教授来找我调理月经，她刚38岁就已经当上了教授，足以见得她在工作上有多么的努力。她说她今年刚晋升为教授，准备晋升的那段时间非常辛苦，除了工作上要拼命地努力，家里孩子年龄小还需要人照顾，双方父母又都在外地。

有时候夫妻俩回家很晚，看着孩子一个人玩儿心里很不是滋味，但她是个事业心很强的女人，忙起来常常忘记生活。她跟爱人也是一天见不着面，晚上回去累得说不上几句话。幸好爱人很理解她，生活上也尽量帮着她打理。

这位女教授继续对我说，之前忙的时候没注意，现在教授职称已尘埃落定，有了些空闲时间，也有精力顾及身体了，才发现自己已经有小半年不来月经了。她还说过几个月要做一项国家自然基金的课题，想趁这空闲的几个月赶

紧把月经调理正常了。

说到这里我立马就打断了她，对她说，你给自己这么大的压力，就算这几个月月经暂时调好了，在你不断给身体施压后又会变得不正常。月经是跟肝脏的关系很密切的，肝主疏泄的生理功能主管着月经的来与停，如果肝的主疏泄功能不好，月经就不能正常地来与停。

肝主疏泄就是指疏通和排泄肝血，就像河流的大坝一样，大坝如果开关不利就不能适时地疏泄河水。而肝的疏泄功能受心情的影响最大，压力大就会使人时刻处于紧张的状态下，一紧张肝就不能正常地疏泄，月经也就会失调。

她能够理解这点，但是无奈性格如此，要强的性子一时半会儿没法改变，因此我除了给她开药之外，还建议她在压力大的情况下尽量学会放松心情。

其实还有一类人最容易月经不调，那就是高考生。高考生压力很大，对月经又处在懵懂的时期，因此月经不调就很难被发现。如果孩子自身气血充足就可能会出现闭经、月经推后的情况，如果气血虚弱就可能会出现闭经、月经提前或月经淋漓不尽。

前者闭经是因为血脉不通，血脉轻度不通畅就会出现月经推后，严重不通畅就会闭经。后者气血不足，气虚不能将血液摄于脉内就会出现月经提前或淋漓不尽的现象，气血严重不足导致不能充盈脉管就会闭经。

所以我在这里也奉劝那些青春期女孩的家长朋友们，不要给孩子太大的压力，成绩固然重要，但是健康更为珍贵。很多女孩子年轻时候落下的病，要花很长的时间才能调理好，其实仔细想想，拿健康换成绩也有点儿得不偿失。

而且女孩在青春期，学业压力大，有时候营养和运动跟不上，会导致气血双亏，家长要格外留意这一点。气血不足的女孩不光会出现月经不调的问题，而且也会影响大脑的思考，这就是为什么上了高中之后，女孩在理科方面成绩往往不如男孩。

那么除了通过释放压力调节月经之外，还能怎样自行调理呢？下面我教大家一个通过按压穴位来调节月经的方法。三阴交（图15），在小腿内侧的两个骨头中间，内踝上三寸肝经、脾经、肾经三经交汇之处，按压三阴交有很好的调节月经的作用。体质较好人的通过按揉就能达到效果，如果体质偏虚寒可以用艾灸法灸三阴交穴。

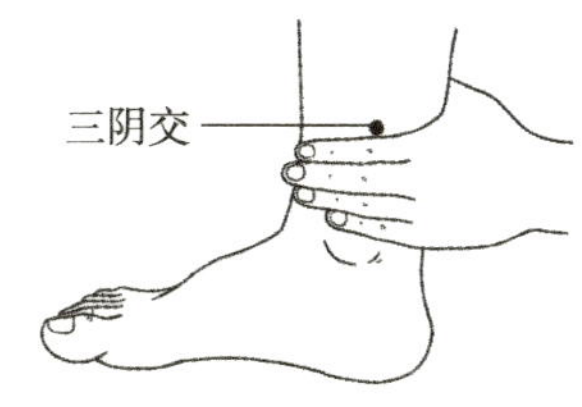

图15　三阴交穴

5 调节月经靠激素，长出肌瘤不奇怪

现代妇科医学已经把女性每个月的生理变化研究得很透彻。女性每个月不同时期身体的激素水平是遵循一定规律不断变化的，正是因为掌握了这个规律，通过激素来调节月经就变得易如反掌，但激素在发挥作用的同时也产生了很多副作用。

我有位朋友的女儿在国外留学，刚出国这半年月经很不规律，两三个月才来一次，她以为是水土不服就没太在意。过年回家她妈妈注意到这点，便带她到妇科检查，结果做B超发现子宫里长了个小的肌瘤。这可把孩子妈妈吓坏了，这么小就长肌瘤以后可怎么办呢。

妇科大夫仔细询问了病史，原来这小姑娘心理素质不好，碰巧的是还逢考就来大姨妈，她怕来月经耽误考试，又听同学说吃一种药就可以让月经延后，于是整个高中三年每逢大考就吃药，其实她吃的这个药就是激素。女孩的妈妈不想给孩子做手术，妇科大夫建议去找中医调理，于是便来到我这儿寻医问药。

她刚来找我还很怀疑，以为中医只能调理身体，不知道还能治子宫肌瘤。我跟她仔细讲了中医治疗子宫肌瘤的渊源。其实子宫肌瘤早在我国东汉末年就有了明确的治疗方案。东汉医圣张仲景在《伤寒杂病论》中说："妇人宿有癥病，经断未及三月，而得漏下不止，胎动在脐上者，为癥痼害。妊娠六月动者，前三月经水利时，胎也。下血者，后断三月衃也。所以血不止者，其癥不去故也，当下其癥，桂枝茯苓丸主之。"

这其中的癥病指的就是现代的子宫肌瘤。他这段话讲的是妊娠期妇女长了子宫肌瘤后阴道出血不止，要服用桂枝茯苓丸治疗。所以我说中医比西医治疗肌瘤的方法要早上千年，而且安全很多。

她还有些不理解孩子为何会长肌瘤。我给她讲子宫在正常情况每个月都要排血，但孩子总吃激素让月经推后就不能正常排血，日久血就会瘀积在子宫形成肌瘤。西医上讲子宫肌瘤是一种激素依赖性肿瘤，激素的失调是引起肌瘤的主要因素，长期服用激素肯定会导致体内自身分泌的激素失调，此时肌瘤就会悄悄地生长起来。很多女性妊娠期子宫肌瘤生长加速，其实就与妊娠期变化了的激素环境有很大关系。

其实大多数患者是没有任何症状的，是在做盆腔超生或放射检查时才发现的。少数患者有月经推后、子宫出血、腹部包块及压迫感、疼痛、白带增多、不孕、流产、贫血等症状。如果没有明显症状，并且没有恶变征象，可以定期随诊观察。

但如果肌瘤长得太大或者长得位置不好就需要切除了，对于有孩子的女性还好说，未生育的年轻女孩儿就难以接受了。为了防止癌变，生育过的女性长了过大的肌瘤，经常是要子宫全切的。

我给她开了桂枝茯苓丸加减，吃了一周就来月经了，并且经量挺多，颜色暗红有血块。我嘱咐她出国后也要继续吃，每月来月经前一周吃，月经来后停服，吃到没有血块、经色变红就可以停。一学期过后，她回来检查发现肌瘤已经消失了，月经也正常了。虽然说桂枝茯苓丸能治肌瘤，但每个人的症状不同，最好在医生的指导下用药。

月经是女性排除体内毒素的一种重要方式，因此月经是否正常准时是女人是否健康的标准。但也不要因一味地追求月经通畅而服用激素，导致内分泌失调引起肌瘤就更麻烦了。

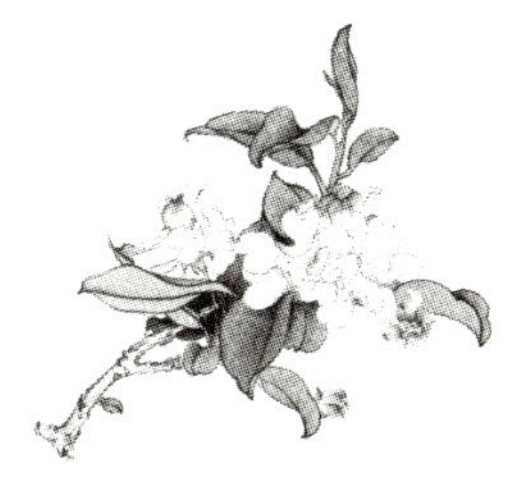

☆气滞血瘀这样调

尽管现在的女性很少有像《红楼梦》中林黛玉那样的性格，但是现实生活中，根据我的看诊经验，肝气郁结、气滞血瘀的女性不在少数。

一般来说，凡是性格内向、心胸不够宽广、心事重、长期精神压力大的女性，都容易出现气滞血瘀的症状。其中一个重要表现就是经血里面有血块。

经血只是气滞血瘀的表现之一，当女性体内气血不通畅时，她们会表现出各种疼痛，比如头痛、痛经等。同时也会有各种瘀积的表现，比如色斑、赘肉等。

如果更侧重于气滞，那么“痛”的表现会更明显，不明原因的胸闷、两胁痛、胃痛、腹痛，例假前乳房痛等，都在向我们提示气滞的存在。

如果更侧重于血瘀，那么“色”的表现会更明显，比如嘴唇、指甲的颜色发紫发暗，以及皮肤上可能有青紫色的斑、眼圈黑、脸上有黄褐斑等，来例假的时候痛经、经血颜色紫暗并且还有血块等，这都是血瘀的表现。

在我的患者里，很多年轻女性都羞于讲月经的事情。但是通过她们的气色以及其他症状，还是很容易判断出来的。判断出来之后，当然要给予相应的调养。沈氏女科在这方面是颇有经验的，一般会从调肝理气、调养脾胃、固本培精和养心补血等几个方面综合调理。

至于具体的方子，要根据每个人身体状况综合判断，通过经前调气、经期调血、平时调肾三个阶段，全面解决女性的妇科问题。不过这里可以给大家两个食疗方子，平时适当做一做吃一吃，对改善气滞血瘀而引起的体寒、月经不调、痛经还是很有改善效果的。

食方1：砂仁猪肚汤

原料选用砂仁10 g、田七9 g、猪肚100 g。具体做法是先把猪肚用开水洗净，刮去内膜，去除气味，然后与砂仁、田七一起放到锅里，加水适量烧开后用小火煮大约2小时即可，然后喝汤吃肉。

在这个汤里，砂仁是常用的一味芳香性药材，也是味道与口感都很特别的食材。它能散寒祛湿，又有很好的疏肝解郁、行气宽胸的功效，而田七可以散瘀止血，消肿定痛，再加上猪肚可以以形补形，强健脾胃，所以这个汤可以补虚损、健脾胃、补气血，特别适合孕妇和气短消瘦的女性。不过，阴虚有热的女性最好就不要喝了。

食方2：红糖生姜饮

原料是红糖、生姜，制作起来也非常简单，只需要把30 g生姜切丝放入锅里，加入大约250 mL的水，放两勺红糖，煮开即可。大家也可以把生姜丝和红糖放在一个器皿里，加入适量清水，然后放在蒸锅里隔水蒸。

大家应该知道红糖对女性来说是很好的营养品，它有补血、益气之功效，所以非常适合产妇食用。而且红糖还有促进血液循环、活血舒筋、暖脾健胃、化瘀生新之功效。而生姜性味辛温，有散寒发汗、化痰止咳、和胃止呕等多种功效，驱寒防湿的效果很好，经期也可以喝上一些。它们一起煮水，可以很好地活血化瘀通经，血虚体寒的女性不妨每天早晨喝一杯。

除了上面两个食疗方以外，大家还要注意少吃寒凉食物，比如冷饮、冰品、冰西瓜以及刚从冰箱里取出的食物等。另外也要少吃肥肉、甜食、油炸食品、高盐食物等，以免增加血液黏度，让血瘀的程度加重。

具有活血化瘀通经功能的食物可以多吃一些，比如黑大豆、白萝卜、柑橘、大蒜、生姜、茴香、桂皮、丁香、桃仁、韭菜、黄酒、红葡萄酒、洋葱、银杏、玫瑰花茶、茉莉花茶等。另外还要多喝水、多泡脚，帮助身体行气活血，这样才能拥有更正常的月经和更健康的身体。

细节不注意，妇科病来袭

以前有句话说得很好，叫“细节决定成败”，其实行医这么多年，我发现细节不只决定你工作、事业的成败，也对你的健康有巨大的影响，特别是本身就娇弱的女性，呵护自己更应该从细节入手。

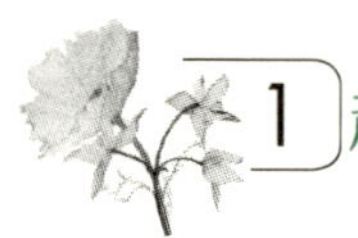

1 越是美丽冻人，越容易得妇科炎症

现在的姑娘们为了追求所谓的性感美丽，衣服是越穿越少。虽然身后多了不少追捧的人，但最后自己的身体却冻出了毛病。

有位年轻的舞蹈演员来找我看阴道炎，她说自己一年前发现阴道炎，到现在反反复复也好不了。我看她穿得很是时髦，打春的天气露着脚脖子，衣服短小精干连腰都盖不住，衣服后领子也短得遮不住脖根儿。于是我开玩笑地对她说：“你这都是时髦惹的祸呀！”她很纳闷地问我，阴道炎不是细菌感染吗？

平时这样穿也不觉得冷怎么就会引起阴道炎呢?

其实你感觉不到冷并不代表身体不怕冷，你不觉得冷是由于神经系统适应了这种偏冷的环境。但身体的抵御能力是有限的，它会把感受到的冷记录在身体里，通过各种病理表现反应出来，而女性最容易对寒凉做出反应的就是生殖系统。

这主要是由于女性生殖系统既有生殖的功能，还有排出体内毒邪的作用，而穿衣暴露感受的寒邪就属于侵入体内的毒邪，是要通过生殖系统排出体外的。女性感受寒凉之后白带增多就是一个排寒气的过程。

另一方面从西医上讲，当机体感受寒凉时全身的血管就会收缩，生殖器官也不例外。盆腔内血管长期处于收缩痉挛状态，正常的防御功能就无法保障，盆腔生殖器的抵抗力就会下降，再加之女性的阴道短而直，盆腔内器官与外界通过阴道直接相通，在抵抗力降低的情况下细菌就会乘虚而入，感染也就轻而易举了。你现在可能只是阴道炎，平时只有带下量多等表现。炎症如果继续深入就会导致子宫内膜炎、宫颈炎、输卵管炎，甚至引起盆腔炎。

再说说你露的那几个部位吧，真是各个切中要害。俗话说脚暖则全身暖，你把脚踝露出来脚一天都是冰凉的，身体再穿得厚都没用，更何况你上面还露着腰。腰腹里本来就是生殖系统脏器，直接让它冒着风寒，你不冷它还冷呢。往上走到了脖根儿，这个地方正好是大椎穴，大椎穴下面的一片区域都是盆腔生殖器官在体表的反射区，往往生殖器官有病变时会在这个反射区域出现阳性反应点，相对的这个区域受寒也会影响到生殖器官。

她听完我的讲解表示以后在工作之外一定尽量穿得保暖一些。中医上说妇科炎症属于下焦寒湿，我给她开了些祛寒湿的中药，并且让她回家后可以把中药多煎一次用来泡脚，泡脚也有助于祛除体内寒湿邪气。

人体很多重要经脉都起源于足部，从脚趾头开始，一直往上走，通遍全身。其中，足太阴脾经、足少阴肾经、足厥阴肝经，与人体重要的脏腑——肾、肝、脾相应。所以泡脚本身就能够起到养生保健，促进血液循环，温暖五脏的效果。对于体内湿寒比较大的女性来说，在水中加一些姜片，能起到驱散寒气的效果，更能预防感冒，提高抵抗力。

女人们穿着漂亮的确让人赏心悦目，但裹得严实点儿一样可以很漂亮。我建议各位女士，在追求潮流服饰的时候先考虑一下对身体是否有害，毕竟归根到底保障了健康才能谈美丽。

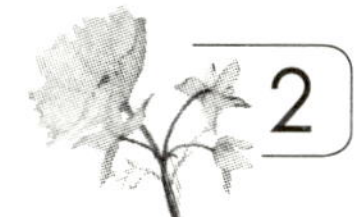

2 月经期间忍不住，盆腔早晚要倒霉

前不久有位30多岁的女士由爱人陪着来找我调理。她描述说自己小肚子从半年前开始出现间断地疼痛，并且伴有坠胀的感觉，白带量比较多，最近几个月例假还总是推后。之前做过检查说是慢性盆腔炎，用了消炎的药物病情也总是反复。

我又详细询问了她的其他情况，并没有发现可以引起盆腔炎的诱因，后来是她的一句话提醒了我。诊病中间她不好意思地悄悄问我：“大夫，为什么我同房后肚子更疼呢？”听到她这句话我就明白她的病因了，于是便小声问她：“你经期和爱人同房吗？”她犹豫了片刻，压低声音对我说：“有时候忍不住就会。”

这就是问题所在了，我详细地给她做了解释。其实，慢性盆腔炎就是女性的盆腔生殖器及其周围结缔组织、盆腔腹膜发生的慢性炎症性病变，而女性的盆腔生殖器主要就是输卵管和卵巢。女性在经期子宫内膜脱落出血，内膜上会有许多破裂的小血管或微小的伤口，此时行房事很容易把细菌带入这些伤口引起炎症反应，再加之经血对于这些细菌是很好的培养基，因此更是助长了细菌的生长。

经期女性的阴道酸碱度改变，子宫口微微扩张，加之阴道上接子宫体，与两侧的输卵管相连，输卵管又与卵巢和盆腔相通，因此细菌很容易上行影响输卵管，引起输卵管炎，甚至进一步通过输卵管波及卵巢和盆腔引起卵巢炎症和盆腔结缔组织炎。中医上讲女性月经来时气血都比较虚弱，抵抗力较低，此时行房事会给本来就虚弱的身体增加负担，更加容易损伤气血，从而导致胞宫的防御功能减弱，引起妇科的相关疾病。

我继续对他们说，盆腔炎还不是什么太大的问题，如果炎症得不到控制而扩散开，就会引起弥漫性腹膜炎、败血症、感染性休克等，这些病可都是危及生命的呀。这夫妻二人听我说完后明白了很多，很是后悔没能早点儿了解到经期同房的危害。我给她开了些中药，并再三嘱咐二人一定要避开经期过夫妻生活。

其实有一部分人喜欢经期同房也是有原因的。女性在经期整个盆腔充血，阴道的神经得到血液的营养就会变得比较敏感，同房时刺激性就更强烈，也就更容易高潮，相对的男性也更容易得到性满足。因此很多夫妻体验过一次经期性生活后，就会忍不住有下一次。

女性的内生殖器官与外界是直接相通的，所以外界的邪气原本就很容易侵犯入里而对内生殖器官造成伤害，经期同房更是助邪为患、雪上加霜。因此各位男士们为了妻子的健康，女士们为了自己的健康，说得更远一些，准父母们为了未来的孩子有个良好的宫腔环境，请有节制地过夫妻生活。正所谓忍耐一时，造福一世。

年轻人血气方刚，性欲旺盛还是情有可原的。但是由于女性有特殊的生理期，如果在生理期间按捺不住欲望那可容易落下病根儿。

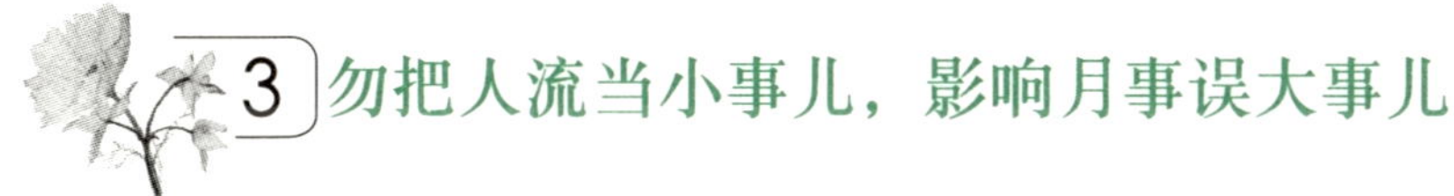

3 勿把人流当小事儿，影响月事误大事儿

现在人们的观念越来越开放，我甚至从报道中听说初中生、高中生就有同居的情侣，大学生更是不在少数。这些尚未步入社会、不懂得担当的孩子们对性还处于懵懂状态，他们尚且不懂得如何照顾自己，自我保护和爱惜他人的意识更是薄弱。

近些年来妇科人流不断年轻化，其中不乏未婚先孕的年轻人。意气风发的他们如何也想不到，现在急于摆脱的小生命，将来可能是求也求不来的！

曾经有一位结婚一年多的女患者来我看病，她说自己都33岁了，现在特别想要个孩子，可是就这一年多已经连着两次宫外孕。去年她发现自己怀孕了，考虑到两个人年龄也不小了，生活也相对稳定下来，两个人便结了婚。

可刚结婚没几天就突然肚子疼，去医院查出是宫外孕大出血，幸亏抢救及时，切除了左侧输卵管保住了性命。输卵管是从卵巢向子宫输送卵子的，少了一侧输卵管怀孕概率就减少了一半。可没想到时隔几个月后她又怀孕了，一开始全家还挺开心的，但刚开心了没几天就又住进了医院，还是宫外孕大出血，可能是由于第一次手术没有完全切干净，第二次宫外孕还是在左侧，也庆幸是在同侧，不然两侧输卵管都切除可就不能自然受孕了。

中医是根据具体症状来看病的，子宫的病肯定跟月经有关。我询问她的月经情况，她说自己这些年好几个月才来一次月经，月经颜色是淡红的，而且量很少，经期肚子还隐隐地痛。我问她有没有流产过，她一开始不太想认真回答，我就跟她讲患者一定不能讳疾忌医，对医生隐瞒情况最终只会害了自己。

听我这么一说她才敞开了心扉，原来她婚前曾不小心怀过三次孕，由于当时还不想结婚，就做了人流。当时觉得不是什么大事儿，做人流后也没好好休息养护，可万万没想到会造成现在这种情况。现在都不敢轻易怀孕了，生怕再次出现宫外孕。

我们的老祖宗认为做人流就相当于小产，非常伤身体的气血，小产之后应该像坐月子一样的休息，可这位女士却没把流产当回事儿。小产后身体的恢复至少也需要一年半载，如果身体还未恢复就再次做人流，那就相当于是釜底抽薪，把身体有限的气血都掏空了。

子宫没有了气血的养护，就像土壤没有足够的养分，肯定不能栽培出香甜的果子，土壤贫瘠到一定程度连草木都不长了，更别说让“贫瘠”的子宫养护一个生命了。

人流术其实都是需要清宫的，有些甚至需要刮宫。传统的人流术会疼痛，很多女性会顾虑重重，医学发展了，现在无痛人流术使很多人少了许多顾虑，甚至误认为无痛人流就是无害的。其实无痛人流只是打了麻药，损伤是同样存在的。为了彻底清除胚胎，避免后遗症，手术就必然会伤及子宫。现在不孕不育就诊率越来越高，甚至很多医院专门设立了不孕不育门诊，深究起来这些患者中很大一部分都有过人流的经历。

现在有很多不正规的医院，如果贪图便宜、误信了广告，人流进行得不规范的话还会引起很多并发症，轻则只是出血、感染，重的引起不孕、宫外孕、子宫穿孔，甚至有可能失去子宫。而且人流次数越多，经历的风险越大，反复人流还很容易诱发宫颈糜烂、宫颈炎，控制不好完全有可能癌变。

人流痛苦又可怕，但如果无奈做了人流，姑娘们也一定要学会调养自己。人流后最补养气血的食物就是红枣小米粥，可以配合阿胶糕。食疗的同时也要保证至少一个月不能同房，至少半年不能怀孕。但我最后还是要劝诫各位男士们多加爱护身边的女人，各位女士多一点儿自我防护的意识。

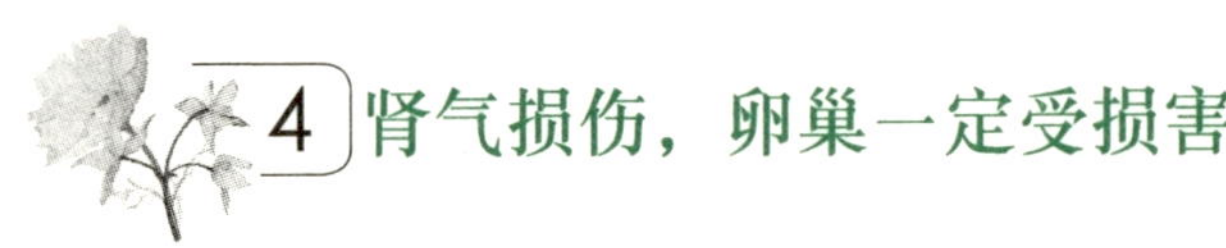

4 肾气损伤，卵巢一定受损害

中医认为肾为先天之本，主藏精，主骨生髓。肾中精气的盛衰，影响着人体的生长发育和生殖功能。而卵巢又是产生卵子孕育下一代的器官，因此肾气的盛衰必然影响卵巢的功能。

《黄帝内经》有一段论述女子一生的生长发育及衰老周期的话："女子七岁，肾气盛，齿更发长；二七而天癸至，任脉通，太冲脉盛，月事以时下，故有子；三七肾气平均，故真牙生而长极；四七筋骨坚，发长极，身体盛壮；五七阳明脉衰，面始焦，发始堕；六七三阳脉衰于上，面皆焦，发始白；七七任脉虚，太冲脉衰少，天癸竭，地道不通，故形坏而无子也。"

这段话中的天癸其实就是一种能够促进生殖器官发育和生殖功能成熟的物质，而它的产生与衰亡是由肾气控制的。女子到了二七十四岁的时候，肾中精气充盈到了一定程度就产生了天癸，此时任脉打通，太冲脉旺盛，第一次月经就来潮了，有了月经就意味着女孩子能够正常受孕了。

而到了七七四十九岁时，女子的肾气亏虚，任脉就会亏少，太冲脉也不足，天癸枯竭，月经也就停闭了，停经后女人就不能再受孕，而且身体也会日渐衰老。

大家听起来可能觉得中医讲得很神秘，其实对应到西医就好理解了。这个天癸大致就相当于西医的卵巢排出卵子的过程，卵巢第一次排出卵子就会引起初潮，而最后一次排卵后就绝经了。而卵巢排卵的过程是要受到肾气盛衰的影响的，因此保养肾气就显得尤为重要。

生活中时常会听说某人老来得子，究其原因就是人家肾气充足，而肾气要想充足要么就是先天父母给得足，要么就是后天自己保护得好。父母给的多少我们没办法干预，但后天固护是完全可以做到的。先天收到的你就好好珍惜、不要浪费，收到的少也别埋怨、节约使用。

那么怎么就是在消耗肾气呢？其实只要你的生命存在一天就消耗一天的肾气，但日常的消耗是极少量的，对肾气耗伤最大的就要属男女之事了。大家都知道沉溺于性生活会使女人停经早、老得快，这就是肾气提前耗损导致卵巢早衰的缘故。注意观察大家会发现过度操劳的女人也容易衰老，这是由于劳累也会使肾气消耗过快，不管是体力上的操劳还是心理上的操劳，两者同样伤肾气。

肾气充足与否还可以通过头发来判断。中医认为“肾主水，其华在发”，肾脏的功能好坏表现在头发上。头发柔韧有光泽，说明肾脏健康。肾虚的人常常头发易断，没有光泽，容易掉发。

我遇见过一位女孩子，她从小留着一头乌黑的长发。结婚生小孩以后，她开始不断地掉头发，开始以为是洗发水的问题，可是换了多种洗发水后还是照旧，她还是坚持留着长发。后来她发现保持一个姿势时间长了，就腰部酸痛，同事提醒她有可能是肾不好，最后才来看中医。我为其把脉，发现她是典型的肾虚。

肾气充足，女人的气血就会畅通，不容易掉发和长白发，肤色也会变好，身材也能保持住。所以我说，“女人爱美丽，就要补肾气。”我身边很多的女性受益于我这个建议，时常益补肾气，结果是比同龄人看上去年轻多了。

那么，对于女性朋友来说，如何补肾气呢？首先，最顺手的就是通过饮食，选择合适的补益食物，是增强体质、预防疾病、延年益寿的基础。黄豆是女人之宝，有很好的益肾调理作用；栗子有养胃健脾、补肾强腰的功效，适用于肾虚造成的腰膝无力；核桃是食物中的“长寿果”，经常吃能补血、养肾气、补肾精，还能为“疲乏的”头脑“舒经活络”；枸杞子从古至今就是滋养身体的上上品，能补肾生精，更有延缓衰老的功效，对改善人的体质和睡眠也很有帮助。

5 产后大意不坐月子，后患无穷

我们老一辈儿女人要是生了孩子一定是要坐月子的，我们总是跟小辈们说女人不坐月子年龄大了会落下很多病根儿，偏偏就有些“长了见识”的年轻人不相信这个理儿。现在我们很多的生活方式都在向外国人看齐，有的对，有的不对。

前面说过，外国人从小喝凉水，我们是从小喝温热水，你“半路出家”改喝凉水脾胃肯定会受影响。饮食上，“地中海饮食”里强调吃新鲜的蔬菜和水果，我们可以借鉴，能预防结直肠癌，但是老外的烹饪方式未必就适合我们的口感。还有人说了，外国女性生完孩子都不坐月子，我们也可以不坐。

其实还真不是这样，外国女性体质和我们是不一样的。的确，很多白人女性生完孩子就到处溜达，我还看到上午生完、下午就吃冰激凌的。但是话又说回来，外国女性这种做法也让她们衰老得快，特别是过了35岁之后，外国女性衰老的速度是比我们大部分中国女性要快的，所以产后不坐月子是不可取的。

记得有位20多岁的女士来找我看病，她说自己全身酸疼，这个病有两三年了，大概从生完孩子没多久就得上了。她说当时没听婆婆的话，想着时代不同坐月子也过时了，刚生完孩子没休息几天就不安生地到处跑，结果刚出月子就出了这浑身疼的毛病。这才信了婆婆的话，可后悔也为时已晚。

我说你这就是典型的月子病，月子里没好好养身体留下了后遗症。女人刚生完孩子身体气血大虚，只要有点儿风吹草动就容易生病，此时到处乱跑邪气肯定“乘虚而入”，侵犯了全身已经亏虚的经络，邪气阻滞了经络就会导致气血运行不畅，全身的血脉都不通畅了肯定会身体酸疼。这是没有坐月子的例子，还有很多人是不会坐月子。

曾有这么位患者来找我看病，她说自己自从出了月子就特别怕风，还很容易出汗，我详细询问了她坐月子的经过。她说自己是夏天生孩子的，月子期间家里人怕她着风，给她裹得严严实实，房间也不让透气，更是不让开空调、电扇，大夏天热的她直流汗，好不容易出了月子，可没想到还是落下了毛病。

她这是坐月子方式不对，产后身体本来就处于虚弱状态，把产妇捂得这么严实，只会让她出很多汗变得更加虚弱。中医说津血是同源的，出汗就是在耗伤津液，同时也就是在耗伤血液，本来就血虚的产妇怎么能受得了进一步的耗损呢。

其实如果落下月子病是比较难治的，第二位女士花了半年多才基本治好出汗怕风的病。而第一位女士由于没多久就怀了二胎，我便建议她“月子病，月子治”，二胎按我的要求坐月子，出了月子不但全身疼的病好了，反而觉得比之前身体更健康了。所以我经常跟女性们说，月子坐好了养人，坐不好毁人。

那么怎样才是正确地坐月子方式呢？首先我要推荐大家两个古人的产后常用方，第一个是生化汤，具有养血祛瘀，温经止痛的效果，可以帮助产妇排干净恶露，有助于子宫早日恢复。另一个是当归生姜羊肉汤，这算是个食疗方，只有三味药：当归20 g、生姜30 g、羊肉500 g，由于产妇大多血虚内寒，这个食疗方有补气养血、温中暖肾的功效。

产后如果恶露排除不净就吃生化汤，如果血虚怕冷就吃当归生姜羊肉汤。我说的这个汤不是让你吃羊肉，而是只喝汤就可以了。产妇处于虚不受补的状态，吃太多、太腻容易积在胃里消化不了。同样的道理，日常的饮食也不要太过油腻或者暴饮暴食，要少量多餐地进食。

说完饮食方式，再谈谈起居方式。产妇的房间除了要避风避寒，温度也要以产妇自己感觉适宜为度。日常要保持安静，避免母婴受到惊吓，同时最好是能够有产妇的母亲陪伴。月子期间产妇情绪波动比较大，初为人母也会有很多心理上的障碍，此时跟她最亲近的母亲就成为最好的陪伴者。除此外避免劳累，前两三周避免洗澡也是有必要的。

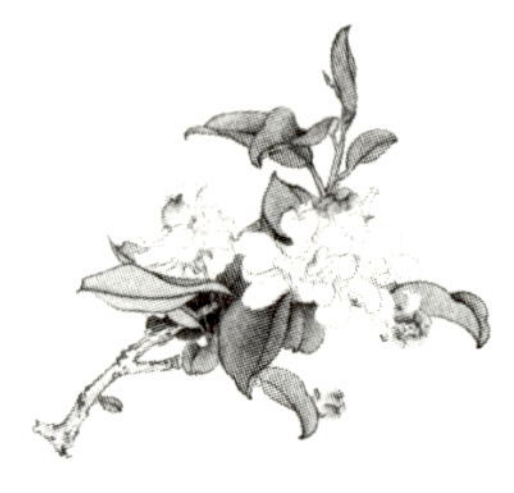

☆ 内养外修更美丽

女人爱美是天性，但很多女性把美的任务交给了化妆品，其实这种做法并不科学，而且化妆品中的一些物质会通过皮肤渗透到身体中，导致女性内分泌失调，带来各种健康问题。那么女人怎么做才能让自己变得美丽起来呢？其实古人早有答案。

早在两千年前，《黄帝内经》“脏象学说”中就提出了“养于内、美于外”的观念，也就是说，内在调养好了，外在就会更加美丽。那种自内而外的美丽，是非常自然而且健康的。反之，如果不肯注重内在调养，皮肤和气色就会出现各种各样的问题。

比如，很多女性三十岁以后的脸色都是惨白或是萎黄的，这大都是由血虚引起的。她们会发现自己不仅脸色差，而且平时容易疲倦、头晕，有时还会有心悸。这时候就需要补血，血气足了脸色自然红润，整个人也更有精神。

还有的女性是肤色暗沉，怎么搭配衣服都显得气色差，这往往是肾气不足引起的。如果阴液亏损，皮肤得不到滋养，就会显得暗淡无光。这时候得补肾气，帮助色素代谢，脸上也就不会有暗沉的气色和斑点了，肤质也会更嫩滑。

假如你的脸色很白，但是白得发青，甚至是那种铁青色、毫无血色，很可能是严重缺乏血气以及宫寒，这时候就需要温经散寒调宫，然后才能改善气色，让肤色红润，白得更自然。

假如肤色暗黄，而且有很多黄褐斑，那八成是需要调肝理气了。之前提到过，黄褐斑和瘀斑在中医里叫肝斑，就是肝气郁结引起的。所以，假如你是长斑的中年女性，抹什么祛斑产品都没有调理肝脏效果好。

假如脸上皱纹多，那多半是脾胃两虚，用去皱产品不如调理脾胃；假如皮肤粗糙，那往往是阴血不足，体内燥火旺，养好阴血皮肤自然就变得细嫩了；假如面容虚胖水肿，往往是阳虚，肾阳不足，所以水湿上泛于头面部，调好肾阳脸庞自然变得更紧致。

基本上，大家在意的皮肤、气色等方面的问题，都是有内在根源的，也是身体内部失衡的信号。我们找到了根本原因，然后把身体调理好，皮肤问题自然而然就得到了改善。当你把内在调养好了，气色红润，给别人的“精、气、神”就完全不一样了。

有的女性身体底子很好，气血也畅通，气色、精神各方面都很好。只不过由于天生的原因，皮肤颜色有些暗淡、发黑。在我们中国人的审美概念中，自古就有“一白遮三丑”的说法，那么怎样才能让自己的脸看上去更白嫩一些呢？这就需要我们学会“外修”的方法。

首先我教大家一个美白的首选秘方，“**七子白面膜**”。

它的原材料是七种名字中有“白”字的中药：白术粉、白芷粉、白及粉、白蔹粉、白芍粉、白茯苓粉、白僵蚕粉。大家使用的时候，可以把这七种粉加适量蜂蜜或者牛奶调成糊状，然后将调制成的七子白面膜敷涂于清洁过的脸上。由于面膜比较容易干，所以大家可以把打湿的面膜纸覆盖在已经敷了面膜的脸上，等待20～30分钟后，摘掉面膜纸，把脸洗干净即可。

这个配方中的白芷可以美白润肤，白蔹可以祛痘，白茯苓可以祛痘祛斑，白及可以美白祛斑，白术可以治疗雀斑和黑斑，白芍益气美容，白僵蚕润肤白面、灭瘢除黑。它们一起制成面膜，可以美白、祛斑、祛瘢痕、治疗面部色斑效果很好。对于皮肤黑、黄、多斑、痘痘、粉刺、暗疮等各种皮肤问题，这个面膜都是适用的。

除了这个经典的七子白之外，我们还可以用这些材料自己搭配出很多方案，比如白芷、白术、白茯苓、薏米、白芍可以搭配在一起，主要作用是美白淡斑、提亮肤色；当归、桃仁、川芎、白芷、白附子、白及粉搭配在一起可以活血淡斑、增白滋养；当归、白芷、绿豆、淮山、白芨、杏仁粉等量，再加上玫瑰花水一起制成面膜，可以很好地美白活血，让皮肤更加红润、紧实、细致。调制这些面膜粉的时候，可以用蜂蜜或牛奶，也可以用清水。如果皮肤偏油性，也可以把牛奶换成酸奶。

除了用中药调制面膜以外，还有一个非常好的办法可以美白皮肤，那就是用米泔水洗脸。米泔水也就是淘米水。大家淘米的时候，可以先少倒一些水，刚刚能浸湿所有的米粒即可。然后用木勺不断搅拌，这是洗第一遍，洗完以后把这个水倒掉，这个不能要。

我们要的是第二遍的水，不需要太多，同样只需要刚刚没过米粒一指宽即可。把它沉淀一晚上，去掉下面的白色沉淀，用上面较清的部分兑上温水来洗脸，效果特别好。

关于米泔水的功效，相信大家有所而闻。它呈略碱性，可以彻底地洗去皮肤表面的油质和污垢。但是它的质地又非常温和，不会对皮肤有任何刺激。里面含有的B族维生素等营养元素，不但可以很好地美白皮肤，而且对于红血丝也有很好的修复作用。

这两个方法纯天然、无刺激，大家只要长期坚持，给皮肤一个新陈代谢的周期，效果还是相当不错的。总之，女人要想健康、美丽、不生病，就要做到“内养外修”，学会真正地呵护和保养自己，把养生与保健变作自己生活中的习惯。

大国医讲了

你才懂

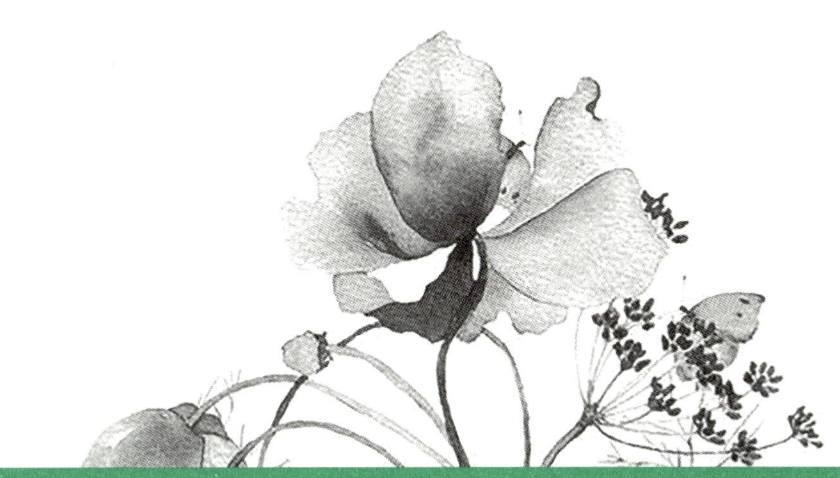

第五章

儿童需要格外看护，父母尽量别犯错

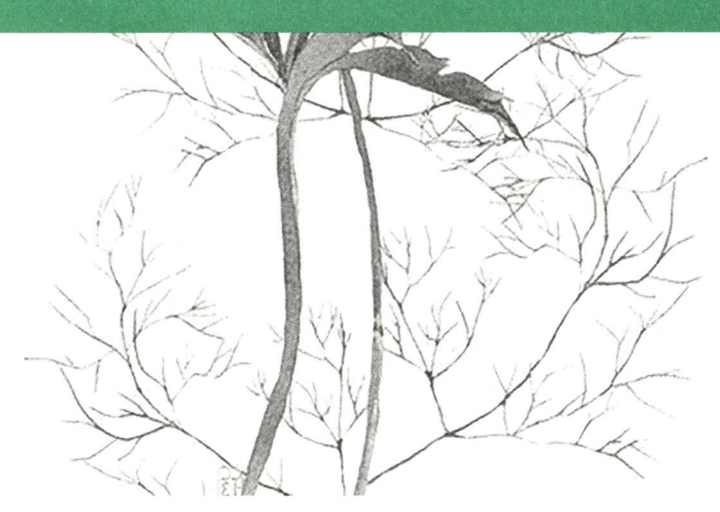

别再过分喂养孩子

孩子是祖国的未来，是父母眼中的“珍宝”，孩子们的健康成长也是我们老一辈人的期望。但是，一些错误的方法、观念正在破坏孩子的健康，希望每位做父母的朋友能够重视起来，不要再过分喂养自己的孩子。

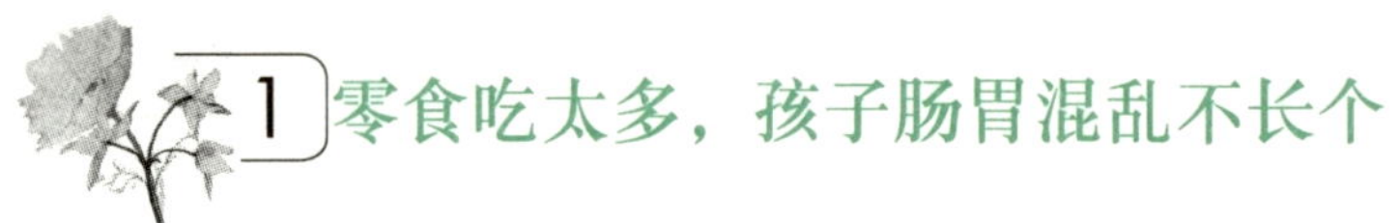

1 零食吃太多，孩子肠胃混乱不长个

我们小时候可不像现在，能买到各种各样的零食。记得我小时候吃得最多的零食也不过是一些散装的小食品，如兰花豆、芝麻切片、山楂糕、梨膏糖等。可是现在是市场经济，市面上的零食花样繁多，包装也是精心设计吸引小朋友的注意力，再加上零食比正餐要好吃得多，因此孩子们吃起零食根本停不下来，由此带来的问题也逐渐显现出来。

我以前有个患者小孙，和我关系很熟，她之前有月经不调、不孕的症状，我帮她调了半年后，彻底调好了。最近她又来挂我的号，我以为是她哪里不舒服，原来是给孩子看。

经过了解，大体情况是这样：小孙小时候家里经济比较困难，那时看着其他孩子花钱买零食吃很是羡慕，可由于家里没有闲钱让她吃零食，因此也只能解解眼馋。所以自从她有了孩子以后，自己就暗下决心一定要让孩子想吃什么就吃什么。

孩子能吃饭时小孙就经常买些糖果饼干之类的，孩子懂事儿了就自己去超市挑选喜欢的零食。四岁多开始去幼儿园的时候，小孙注意到自家孩子比同龄人矮了一头，这下可着急了，以后长不高可怎么办呢？于是她赶紧带孩子过来问我。

我看这孩子身体瘦弱，面色萎黄，头发也枯黄得像杂草。我询问孩子的饮食情况，她说孩子吃得挺多的。饼干、蛋糕等各种零食吃得很多，但饭吃得很少，有时候甚至不吃饭。听她这么说我就不得不批评她这个当妈妈的了。零食之所以叫作零食，就是不能当作正餐来吃，这孩子正是由于整天以零食为生，没有足够的营养供应身体，才不长个子不长肉的。

孩子们爱吃的零食要么过甜，要么高脂，要么就是含添加剂，这些食物除了会对健康造成威胁，还会导致孩子饮食偏嗜。中医讲“食甜成疳，食饱伤气，食冷成积，食肥生痰，食辣伤肺”，孩子们吃零食不懂得节制，逮着好吃的就扯开肚子吃，所以很容易导致偏食引发疾病。

吃甜食过多就会碍脾胃，导致脾胃虚弱引起疳证；经常吃的过饱就会使脾胃运化阻滞，导致脾胃之气损伤；吃寒凉的食物过多就容易导致脾胃积滞；吃的高脂类食物过多又会使孩子易生痰湿；辛辣属金归于肺，过食辛辣的食物又会伤及肺气。

《黄帝内经》中有“五谷为养，五果为助，五畜为益，五菜为充”的饮食分类，这孩子只吃零食不吃饭，没有五谷的“养育”肯定会造成营养不足，导致个子矮小。正确的饮食结构应该是以五谷杂粮主食为主，补充人体的精气，促进生长发育；以水果为辅，帮助身体补充所需维生素；适当吃些肉食，增加身体所需脂质及蛋白质；每顿饭适当吃些蔬菜来供给身体所需维生素及微量元素。丰富多样的食物对孩子大有裨益，因此可以经常调整食物的种类，保证孩子身体营养的均衡。

另外吃零食过多还会造成偏食。孩子的胃口就那么大，吃了零食就没有胃口再吃正餐。因此我建议小孙回去后控制好孩子的零食量，尽量让孩子多吃正餐，并且逐渐将那些不健康的零食更换成水果、坚果等健康的零食。

儿童时期是习惯养成的最佳时期，父母们要抓住这个机会，给孩子培养出一个健康的饮食结构，勿要把孩子养成爱吃零食的“碎嘴”，影响了孩子的身体健康。

平日里如果发现孩子食欲不振，可以给孩子做一下捏脊疗法，这个治疗方法可以健脾胃、消积滞，对于调理幼儿脾胃不和及抵抗力差效果非常好。

捏脊，又称捏瘠，是一种保健养生的常用手法。具体做法是两手沿着脊柱的两旁，用捏法把皮捏起来，边提捏，边向前推进，由尾骶部捏到枕项部，重复3～5遍。一般孩子开始会因为略有疼痛而有所拒绝，但坚持一周以上，孩子适应了反而会觉得捏脊十分舒服。

从中医上讲，捏脊有调整阴阳、通理经络，促进气血运行，改善脏腑功能等作用。常用于食欲不振、消化不良、腹泻、失眠及小儿疳积，感冒，发烧等症状。我孙子小时候也曾有过一段时间总生小病的情况，我儿子每天都会在睡前给他捏脊，几周之后他的身体有了明显的改善，很少再生病了。

2 睡觉前吃东西，会让孩子胃气虚

食物是人生长与发育的能量来源，但食物也有正能量与负能量之分，正能量可以促进人体生长与发育，而负能量则会起到阻碍作用，如果食物吃错了时间就会变成一种负能量。

前段时间有位多年不见的好友来找我叙旧，聊天中聊到了他家的小孙子。他说自家孙子五岁了，最近发现他光长肉不长个子，他们家人个子都还可以，也没有胖墩儿，遗传肯定没问题，这孩子怎么就“竖着不长横着长”呢。我询问他的饮食起居状况，孩子睡觉倒是挺好，可这吃饭就有问题了。他们家通常下午六点吃晚饭，孩子的妈妈听说晚上是孩子长个子的时候，于是睡前又给增加了一顿营养餐，然而适得其反，孩子反而不长个子了。

其实很多家庭都有这个问题，孩子晚饭后到睡觉之间，给孩子吃一些零食、水果、点心，这种做法是错误的。孩子晚上玩着玩着，可能会喊饿，这个时候需要家长有足够的定力，不是说孩子要吃就要给他吃，你这样做是在害他。

食物进入胃里以后消化道的血供就会变得非常丰富，相对的其他部位血供就会减少。大家都知道夜间是孩子长个子的时候，睡着后身体的血液本来是应该“集中兵力”促进生长的，结果孩子睡前吃了那么多食物，有限的兵力都跑去支援脾胃消化了，这样孩子肯定不长个子。

为了保证一晚上十个多小时的能量供应，我们的胃在夜间蠕动会变得很缓慢。但孩子睡前吃了那么多食物，睡着了还需要胃像白天一样拼命工作，我们平时都需要休息，让胃一天到晚地超负荷工作肯定会受不了。我们过度劳累都会疲惫不堪变得虚弱，胃同样也会因为超负荷工作变得虚弱不堪。

吃进去的食物从胃里进入肠道是需要一定的排空时间的，胃排空糖类食物需要2小时左右，蛋白质类食物需要3～4小时，脂肪类食物需要5～6小时，混合食物平均需要4～5小时。食物只要在胃里，胃壁细胞就会分泌胃酸，孩子刚吃完饭就躺下睡觉，分泌的胃酸就会由于卧位而反流到食管，侵蚀了胃黏膜及食管黏膜就会出现反酸水、烧心等症状，日久很容易导致反流性胃炎、反流性食管炎。

中医上讲胃气是以降为顺的，我们经常听说的“饭后百步走”就是顺应了这个道理。我们吃过食物后要站立一段时间才能使食物利用重力的作用达到较好的排空消化，孩子刚吃过食物就躺下睡觉，食物无法顺畅排空，胃气就无法下降反而出现上逆，长期如此胃在睡着后由于逆行的“工作压力”还会导致胃气虚弱，从而表现出烧心、反酸、打嗝、肚子胀等症状。胃气虚弱后又容易引起食积，食积后如果依然不改变饮食习惯，反过来又会导致胃气更加虚弱，形成一个恶性循环。

朋友家的孙子已然如此，我只能让他赶紧先调整饮食时间，然后再配合中药调理。上午是人体消化与吸收的最佳时期，而晚上是消化系统休息的时间，因此我建议他：孩子的早餐一定要营养丰富，晚餐适量即可，睡前尽量不要吃东西。当然，这个建议对于每位孩子都是适用的。

有些父母晚上下班晚，孩子也跟着吃饭时间较晚，还有些家庭有吃饭较晚的习惯，我在此建议这些家长：为了孩子的健康，尽量给孩子一个恰到好处的晚餐。

3 过量饮食，孩子积食会发烧

每位父母都想竭尽全力地疼爱孩子，但有时候这种疼爱反而是一种伤害。就拿吃饭来说吧，有些家长生怕孩子饿着，每顿饭都逼着孩子多吃点儿，结果却事与愿违地让孩子“吃撑着”了。

一次一位妈妈带着五岁的儿子来看病，这位妈妈说孩子一直都挺能吃饭的，但就是不明白为什么只吃饭不长肉，不长肉就罢了，反而长出了大肚子。我一看这孩子，胳膊腿很细弱，肚子圆鼓鼓的，这是中医讲的疳证呀，这个年代是很少见的！

我仔细询问孩子从小的喂养经过，发现这位母亲平日里不管孩子饿不饿，都会给孩子喂得饱饱的，生怕孩子营养不足不长个儿。其实喂的过饱就是孩子的问题所在，可能大家会像这位妈妈一样疑惑：吃的多怎么还会变瘦呢，不是应该长胖的吗？下面我就仔细地给大家分析一下这个孩子的情况。

小孩儿的生理特点主要表现为“稚阴稚阳”，具体说来就是指孩子脾胃的形质和功能都还没有发育成熟，他们的脾胃大多是不足的；另一方面，小孩儿要不断地生长发育，而且成长速度很快，对营养的需求量就相当大。这种相对虚弱的脾胃与日益增加的营养需求相比，孩子的脾胃功能就显得更加不足，所以正确的饮食护理方式就显得尤其重要。

这位妈妈给孩子喂得过饱，使得本来就虚弱的脾胃负担更加沉重，日久饮食积滞于脾胃，脾胃的功能就变得更加虚弱，一旦脾胃弱到消化不动时吃再多都是白搭。此时虚弱的脾胃早已不能消化吸收食物中的营养，因此孩子才变得瘦弱，但这位妈妈依然认为是喂养不足所致，给孩子吃更多的饭，反而使孩子的脾胃更加虚弱，这无异于是火上浇油。

其实疳证大多见于生活条件很差的时候，我们经常在电视或报刊上见到这样的画面：几个大肚子细胳膊细腿的非洲贫困国家小孩儿，睁大着眼睛从图片中望向我们。他们这就是得了疳证，这些孩子的疳证主要是长期饥饿导致营养不良，脾胃极度虚弱所致。而由于饮食过量导致疳证的例子还真是非常少见，这个来找我的孩子就属于这种情况，足以见得他的妈妈给喂得多么充裕，才造成脾胃如此虚弱。

老人们总是讲“要想小儿安，三分饥与寒”，这是很有道理的。孩子脾胃相对虚弱，如果一次喂太多就会积食，如果每次都留有三分胃口，可以使孩子充分地将吃进去的食物消化转换成营养物质，在补充身体所需的同时也补充了脾胃之气，从而使脾胃更加强健，如此形成一个良性的循环，脾胃就会越来越强壮，家人也不用愁孩子不长个子不长肉了。

我给孩子开了保和丸合六君子汤加减，嘱咐这位妈妈回家后少量多餐地喂养孩子，并告诉她这种情况需要好几年才能慢慢养回来，一定不要心急，否则心急吃不了热豆腐，反而加重病情。这孩子调养了一年多后大肚子就慢慢消失了，接下来就要靠以后规律合理的饮食方式慢慢调理。

这之后我每每见到过度喂养孩子的父母，都会以此例劝诫他们。家长们在爱孩子的时候要充分考虑到孩子的接受能力，自以为然只会给孩子带来伤害。

治疗积食的方法，主要是消食和胃，我的经验是熬个“保和汤”给孩子喝，这是一款健脾的汤水。配方是山楂12 g，神曲6 g，法半夏、茯苓各9 g，陈皮、连翘、莱菔子各3克。这些材料，中药店里很容易买到。

做法是把上面的药先用水淘洗干净，一般洗两遍就可以了。然后用水浸泡半小时，水能把药都浸过就可以，大火（武火）煮开后，换成小火（文火）煮20～30分钟。煮好以后，一天3次，每次饭后半小时喝。

4 营养从食物中来，补大了孩子一样会生病

家长们看着别家孩子或广告宣传上说孩子应该补这补那，出于爱子心切就总认为自己孩子也是缺这缺那的，可是给孩子补来补去却补出了问题。

儿童时期身体和心理都处在塑造期，此时的喂养方式都会被身体的器官记忆保存下来。靠补大的孩子身体会记住儿时补品的饮食记忆，长大后脱离了补药就会有不适应的现象出现。补品都是直接对身体的某项营养物质进行补充的，基本不需要消化，孩子经常吃补品会给身体一个信号，让他的身体认为不需要去食物中获取某项营养，只要等着直接吸收补品的营养就行。

人是有惰性的，其实身体跟人一样也有惰性。孩子长大后身体已经形成补养的习惯，自行从食物中吸收的功能已经减弱，就好比长期不动脑、不用肌肉就会有脑萎缩、肌肉萎缩，消化系统长期不吸收某种营养物质，这种吸收功能也会萎缩，因此撤掉补品孩子倒还真就缺了那种营养物质。此时已经成年的孩子再想找回吸收功能就非常困难了。

有一次去外地电视台录养生节目，录完节目后一位母亲想借此机会给她的孩子看看不吃饭的问题。我询问了孩子的一般情况，并没有什么太大问题，之后询问孩子的用药史发现了问题。这位妈妈说孩子补过锌、补过钙、补过维生素，补虚的中药就更是喝得多了。我问她孩子检查出来缺那些元素吗，她说没有，听别人说孩子应该多补充那些营养，所以就吃了。

这位妈妈都没有明确的证据证明孩子缺少哪样东西就随意给孩子吃补品，孩子的身体肯定受不了。孩子的“脏腑娇嫩，形气未全”，脏腑的发育还不成熟，功能也尚不完善，脾胃功能更是虚弱，随意吃补品只会给孩子娇嫩的脏腑造成负担。

另外孩子还有“生机蓬勃，发育迅速”的特点，孩子的身体脏器功能活动快速发育、不断地完善而逐渐发育成熟，生长发育速度也非常的快。孩子的生长发育有自身的特点与规律，如果在孩子快速发育的过程中人为地横加干预，反而会给孩子带来阻碍。

补不补是要看身体虚不虚的，如果是某种营养真的“虚”了，还可以考虑补虚。如果孩子身体健康，乱吃补品反而会造成营养过剩引发疾病。当然，即便是孩子真的“虚”了，或者是说真的缺少了某种营养物质，如果孩子没有任何的症状，就要首先通过调整饮食来治疗。

人不可能一辈子靠补品生存，长大后所有营养都需要从食物中获取，因此儿童期就要养成良好的吸收功能。那么如何饮食才能保证孩子营养不缺乏呢？孩子的饮食中要做到七类营养素合理搭配、缺一不可，这七类营养素分别是蛋白质、糖类、脂肪、矿物质、纤维素、维生素、水。只要保证孩子的饮食中这七类营养素均衡搭配，就不怕他会缺这缺那了。

你给孩子吃东西的时候，注意不能太精细，食物要多样化，让孩子适应不同口味的食物，以五谷杂粮为主，吃应季的瓜果蔬菜，注意荤素搭配组合，经常变换花样，通过食物的组合相互借味，利用食物的颜色和形状吸引孩子，让孩子觉得吃饭是件有意思的事儿。通过合理的营养搭配，才能给孩子健康成长提供最大的助力。

5 乱吃就会病从口入，腹泻一来问题多

孩子的肠胃比较脆弱敏感，很多家长由于不懂得正确的喂养方式，引发腹泻也就变成常有的事儿。

曾经有位妈妈带着上幼儿园的女儿来看拉肚子，这位妈妈一直认为是幼儿园的食物不干净引起了孩子的腹泻。我看孩子舌苔厚腻，便问她妈妈大便味儿重不重，这位妈妈回答说孩子的大便是酸臭的。我接着问她的饮食情况，回答说平时在家吃得挺多，除了吃饭零食也吃得不少。又听她说班里只有她家孩子一人拉肚子，于是我给她做出诊断：这是伤食泄泻。

伤食怎么会导致腹泻呢？这是由于孩子饮食没有节制，损伤了脾胃之气，脾胃失于运化，食物就积滞在胃肠，食物积滞日久会化生湿邪，湿邪趋下于大肠就发生了腹泻。伤食腹泻的主要表现就是大便稀夹有乳片或者没消化的食物，大便酸臭，不想吃饭，口中酸臭，睡觉不安稳，舌苔白腻。

食物积滞得不到消化，就会导致大便夹有食物，并且伴有食物发酵的酸臭味儿；食积后脾胃本来就没有空余来消化食物，孩子肯定不想吃饭；食物的酸

臭味儿从胃里反逆上来就会闻到孩子口中有臭味儿；胃不和则卧不安，胃中停滞的食物本就翻江倒海，躺下时胃气更是逆着胃肠往上走，所以此时还很容易发生呕吐。

这个孩子的腹泻就是这么来的。我给孩子开了保和丸加减，并嘱咐孩子的妈妈这几天给孩子少吃食物多喝粥。孩子本已经伤食，少吃食物可以避免病情进一步加重，喝粥反而可以保护和增强脾胃之气，帮助脾胃化积滞。保和丸有消食化积的作用，积滞消除后腹泻自然就好了。

吃得多可以导致腹泻，那么少吃点儿是不是就能避免了呢？其实吃得太少也会导致腹泻。这种情况下孩子没有足够的营养，脾胃就会变得虚弱，导致脾的清阳不升、运化失职就会引起腹泻。

此时的主要表现就是大便稀，大多数孩子是吃饭后腹泻，大便没有臭味儿，经常反复发作，孩子面色黄、长得瘦弱、没有精神。由于脾胃虚弱，吃饭后需要消化工作时尤为明显，因此这类孩子常常饭后腹泻；由于是虚寒类型腹泻，并没有积热，因此大便没有难闻的气味儿；脾虚则化生的气血少，孩子就会出现面色发黄、瘦弱、精神差等表现。

这种营养不良引起的脾虚腹泻可以服用参苓白术散治疗。这个药有健脾益气的作用，脾胃虚弱的孩子长期服用可以恢复脾胃的功能，脾胃强了身体自然就结实了。

当然，如果腹泻得很厉害就要及时到医院就诊，腹泻的原因很多，在此仅说了饮食不当这一种原因。如果腹泻严重没有及时治疗，就会出现失液缺水的现象，严重了会导致虚脱甚至危及生命，因此腹泻时给孩子多喝水也是很必要的措施。

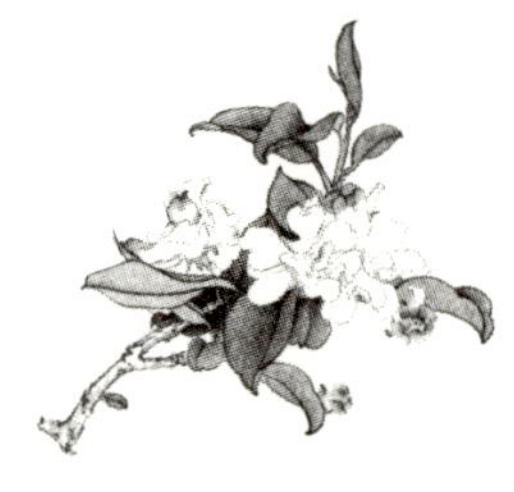

☆ 健脾调胃，孩子长得好

脾胃乃后天之本，同为气血生化之源，一切营养物质都需要通过脾胃运化，送达全身。上面我们说了错误的喂养方式，会让孩子脾胃受伤，影响孩子的身体发育，更会降低孩子的营养吸收，让孩子的免疫力下降，生病的情况增多。

中医认为，小孩属于“稚阴稚阳”之体，也就是说孩子的脏腑功能尚不健全，身体里的津液精血还不充盈。因此，若想把孩子的身体底子打得棒棒的，调理脾胃才是重中之重。而调理脾胃并不在于吃多少补药，要从日常饮食和保健抓起。

首先是不要让孩子吃太多大鱼大肉的食物和不好消化的食物，这是因为大量不易消化的食物堆积在肠胃里，久而久之会化成痰热，让本就是“纯阳之体”的小孩，更容易上火。老话说“鱼生火，肉生痰，青菜萝卜保平安”，孩子的脾胃虚弱，适合吃一些清淡、容易消化的食物。

其次，胃是喜暖恶湿寒的，孩子的饮食要以温热为宜。就算是在夏天，也不要给孩子买太多的冰激凌吃。一方面，生冷的食物很容易损伤孩子的胃气，另一方面，甜腻的食物也会让孩子上火。有的孩子喜欢从冰箱里拿出冰牛奶直接喝，这是个很不好的习惯，加热之后的牛奶无论从耐受程度，还是营养价值方面，都更加适合东方人的肠胃。

当然，除了饮食上的注意，中医还有一些有益于脾胃的特效穴位，对改善孩子的脾胃能力有很好的辅助作用。以下3个穴位就非常好使，建议家长朋友们学习使用。

1. 按揉足三里

足三里（图16）在小腿前外侧，当犊鼻下3寸，距胫骨前缘一横指(中指)。中医上讲，足三里的“里”通“理”，是调理的意思，所以“足三里”又可写作“足三理”。而“三理”分别指的是理上、理中、理下。

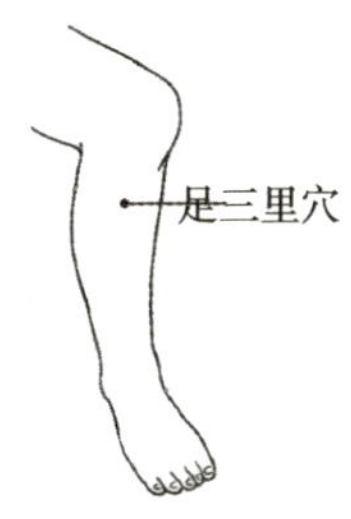

图16 足三里穴

所以按摩时有个小诀窍，当孩子出现胃胀、胃脘疼痛的时候，就要“理上”，按揉足三里时要往上方使劲儿；当孩子的肚子中部不舒服时，就需要“理中”，只要垂直按压就可以；如果小腹疼痛或是胀满，就得在按揉时往下方使劲儿，这叫“理下”。

2. 按揉脾俞穴

脾俞穴的位置不太好找，最好让孩子趴在床上，先沿脊柱找到第11胸椎，中医里有个骨度分寸法，以肩胛骨内侧缘与脊柱之间的距离为3寸。在刚才找到的第11胸椎，也就是脊柱旁开1.5寸的地方，就是一对脾俞穴了。

按揉时有两种方法，一种是用双手大拇指指腹按压在脾俞穴上，另一种是用单手的食指和中指分别按两侧脾俞，由轻到重，逐渐加力，每次按揉3～5分钟，如果时间充裕，可以每天都按，也可以隔一天按一次。1个疗程大约5次，一般2个疗程下来，就可以有效改善孩子厌食和积滞的情况。

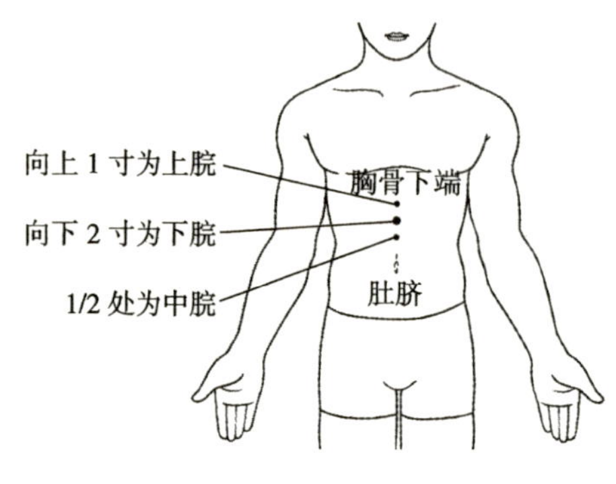

图17　三脘穴

3. 按揉三脘穴

“三脘”（图17）是上脘、中脘、下脘的合称。中脘穴在孩子肚脐正上方，以孩子的手掌为标尺，距离肚脐一横掌处。三脘穴以中脘为中心，上脘在中脘上1寸，下脘在中脘下2寸。按揉“三脘”，有消食导滞，健脾和胃的功效。

具体手法是，让孩子平躺在床上，双手重叠或单手按压在中脘穴上，顺时针方向按揉30～50圈，然后再以肚脐为中心，摩揉整个腹部30～50圈，注意让圆圈的轨迹经过三脘穴，最好让孩子觉得肚子热热的。如果想起到很好的疗效，建议大家在三餐半小时之后，各做1次。

错误的观念要改变

父母的观念不光决定孩子的品德、性格和生活习惯，更是会对孩子的健康产生不可估量的影响。从这个角度说，为人父母有时候一定要审视自己的观念，将不好的观念抛弃，只有这样才是孩子需要的爱。

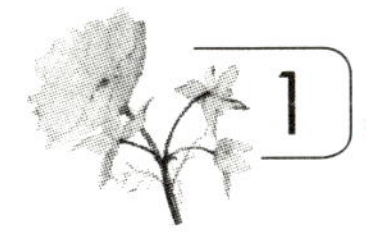

1 总喜欢捂着孩子，湿疹滋生孩子受罪

在大多数人的观念里可能认为孩子比我们要怕冷得多，其实正好相反，孩子不仅不怕冷，反而更怕热。

我家一位邻居夏天的时候有了小孙子，刚过满月就发现孩子起了一身的湿疹，于是找我过去看看。我去他家一看孩子被裹得严严实实，只露了个小脸儿，他们说生怕孩子被吹着冻着。这湿疹可是捂出来的呀，我赶紧让他们给孩子减少点儿衣被。

那个时候正好是长夏，也就是农历的六月份左右，长夏在中医五行中是属土的，这个时节的气候既热又潮湿，每到此时人体就容易生湿邪，连很多成人都会感觉昏昏沉沉、大便黏腻不爽，更别提脾土虚弱的孩子了。邻居家孙子给盖得那么严实，本来天气就湿热，孩子出了汗更是发不出去，孩子身上的湿邪之气就更加严重，发出湿疹也就不足为奇了。

另外孩子生理上属于“纯阳之体”，也就是说小儿的阳气相对比较旺盛。阳气是生命的动力，同时也是抗病的主力军。由于孩子的这种生理特征，导致他们一旦生病，病邪就很容易从阳化热，而且这个热邪还容易化成火邪生为风邪。临床上有很多孩子患高烧等热病就是由于这个原因，孩子高烧后还容易发生抽搐、昏厥等就是由于热邪化火生风的缘故。我给邻居讲了孩子的这个特点，并提醒他们孩子其实是比大人更怕热的，捂得太严实不仅容易生湿疹，由于孩子出汗后腠理大开，还很容易引起感冒发烧。

那么孩子应该怎么正确地穿衣养护呢？我详细给邻居家讲了小儿穿衣的要点。借用宋代陈文中《小儿病源方论》中的养子要诀就是：背暖、肚暖、足暖、头凉、心胸凉。具体说来“背暖”就是后背一定要保护好，不要着凉。后背为足太阳膀胱经循行的地方，这条经是阻挡外邪入侵人体的“门户”，并且后背为阳，督脉为阳脉之海走形于背部正中，最容易受到外邪的侵袭，因此孩子的后背是保护的重点。不仅是孩子，大人也应该保护好自己的后背，所以我常常告诉我的患者，如果遇到大风天气，宁可迎着风走也不要背着风走。

“肚暖”就是说孩子的肚子一定要注意保暖。肚子是肠胃所在的地方，孩子本来肠胃就虚弱，很容易受凉，不注意保暖就会导致腹泻、腹痛、胃痛、呕吐等疾病。这里的“暖”不仅是指要穿得暖，还要吃得暖，饮食不能过于寒凉。“足暖”则全身暖，寒湿邪气的性质是趋向于下的，最是容易从脚入侵人体，因此孩子的脚也要穿得暖和和。头为诸阳之会，心胸也是阳气很旺盛的地方，孩子的体质本来就属“纯阳”，这两个地方更是热乎乎。说“头凉、心胸凉”，其实并不是让冻着，而是告诉大家这两个地方一定不能捂得太热。

家长在给孩子穿衣时一定要掌握上面提到的那个要诀，只有如此做才能够掌握孩子的寒温冷暖，避免孩子因过热或过凉引发疾病。

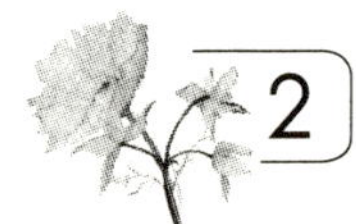

2 孩子一生病就用药，天生的免疫力被破坏

现在的孩子相当宝贵，身体一有个风吹草动全家就跟着着急上火地往医院跑，很多孩子小小年纪就吃了不少苦药，虽然当时治好了病，但孩子却更容易生病了。

记得有位奶奶带着孙子来看病，她说小孙儿总爱感冒拉肚子，听人说我这儿看病好就过来调理一下。我让她具体描述一下孩子平时是怎么生病的，她说孩子时不时地就会打喷嚏、流鼻涕，一发现这种情况就给他赶紧吃感冒药，生怕孩子发起烧来。另外她还观察到孩子经常出现大便稀的情况，此时她又会给孩子吃消炎止泻的药。这个老太太讲起来头头是道，言语间带着点儿自豪感，很是觉得自己给孩子预防得及时。

我看这老太太自作主张地给孩子乱用药，很是担心她把孩子的免疫力给破坏了，于是便毫不留情地打断她，跟她说你这都是错误的思想。孩子出现打喷嚏、流鼻涕的症状可不一定是感冒呀，这其实是过敏性鼻炎。感冒药是抗病毒、抗细菌的，这种情况下你吃感冒药不仅毫无用处，反而会破坏身体的免疫力。

即使孩子是真的感冒了，你经常给他吃这些抗病毒抗菌的药也会破坏孩子自身的抵抗力，不仅如此，这些药经常吃还容易产生耐药性，使体内的细菌越变越强大，而孩子的抵抗力却越来越弱。细菌其实也是很“聪明”的，你不断地用同一种方式去攻击它们，它们就会对这种方式产生免疫，这样医生就不得不更换另一种更高级的药物，如此循环下去，细菌强大到连顶级的药物都没法抵抗时你的病就无药可救了，这种情况在医院经常会见到。

再说说孩子大便稀的问题吧。我们的肠道本身就存在一个正常的菌群，小孩子肠道发育不完善，很容易出现菌群失调，此时就容易出现大便偏稀的症状。遇到这种情况只要调整一下饮食，或者吃些调节肠道菌群的药物就可以了。通常像这个孩子一样，偶尔的大便偏稀只是肠道在自我调节，如果此时给孩子服用抗菌止泻的药物，反而会使失调的菌群更加混乱，长期如此肠道菌群被破坏，肠道的抵抗力也会下降。

名医张景岳就说过，“小儿气血未充，而一生盛衰之基全在幼时，此饮食之宜调，而药饵尤当慎也”，其大意就是说小孩儿最好的调养方式就是食物。小儿的成长过程其实也是免疫力成长的过程，孩子刚出生时非常娇嫩，与这个全新的世界还没有任何交集，他们生病后与细菌病毒对抗的过程其实就是熟悉这个世界的过程，是学会与它们共存的过程，这也就是小孩子容易发烧的原因。如果孩子能够通过与疾病的对抗自行痊愈，那么将来就会身强体壮。如果你非要通过药物这种外力来帮助孩子，长大后身体自然不会很健康。

孩子就像一颗小树苗，还处在不断地生长过程中，必须经历风吹雨打才能茁壮成长，如果父母在孩子遇到困难时总是给予帮助，孩子自然不会成长壮大。孩子的身体也是同样的道理，如果在孩子生病时经常伸出援手用药物干预，孩子的身体自然不能抵抗这个世界的病菌。

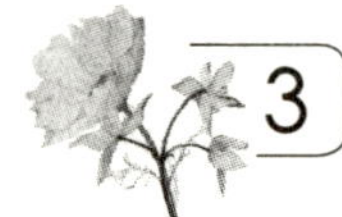

3 让孩子过早接触电子产品，眼睛不好精神差

我经常对小辈们说要适当地远离电子产品，他们时常会不以为然地认为我是落后的“老古董”，却并不知道我这么说是有原因的。

我发现很多父母或爷爷奶奶带孩子的方式都是抱着孩子自己看电视或玩儿手机、电脑，孩子是需要陪伴、教育的，可不是光看着就可以，而且这种看孩子的方式也是相当有问题。他们这种方式会使孩子过早地接触电子产品，最先受危害的就是孩子的眼睛。

孩子的眼睛还处在发育状态，形态尚不稳定，长时间盯着电子产品观看，那种非自然的光线会刺激眼睛，对视网膜造成伤害。孩子的学习能力相当厉害，什么事情都会照着身边人的样子做。如果家人观看电子产品的方式不正确，也会影响到孩子，比如眼睛长时间距离电子产品过近，就很容易使孩子晶状体变形，最后形成近视眼；观看角度不正，又会使孩子形成斜视；经常躺着看电子产品又会使孩子形成散光。

中医讲“久视伤血”，就是说看东西久了会损伤阴血。肝主藏血，肝开窍于目，肝血上输于目，目方能视。孩子气血尚不充足，还要用这不充足的气血来养护快速成长的身体，此时经常用眼去观看屏幕上多彩的内容，会加剧肝血的消耗。阴血尚且不足以长养身体，又怎么会来得及顾及眼睛是否血虚呢，所以孩子的视力才会更容易出问题。现在的青少年近视率很高，就是普遍的用眼过度造成的。

除了眼睛，其实电子产品影响最大的还是孩子的精神状态。小孩儿本来就对这个世界充满了好奇之心，电子产品展示的内容更是多姿多彩，连大人都无法抵抗它的吸引力，更何况是孩子呢。由于孩子的自律能力很差，过早地让孩子接触电子产品会使孩子沉溺于其中不能自拔，影响孩子的学习与成长。另一方面，孩子小的时候需要培养出专心致志的品质，电子产品内容丰富、形式多样，很容易给孩子养成精力分散的状态，稍大一些就会形成做事情精力不集中、没有毅力、精神差等不良习惯。

中医讲脾是藏意主思的，脾气足才能意志坚强，思维敏捷，而脾胃的强健在于运动。电子产品很容易吸引孩子的注意力，使孩子坐着长时间不活动，如此不仅会造成孩子体质虚弱，或者发为虚胖或者发为瘦弱；还会造成脾气虚，导致孩子意志薄弱、思维迟缓、精神萎靡。

我虽然讲了不少电子产品的坏处，但作为一种社会进步的产物，其实还是有很多的便利与好处的，这些我想大家比我要清楚得多，我就不再赘述。电子产品对于成人可能益处多多，但孩子年幼尚没有形成健康的习惯，很容易被其纷繁的内容迷惑，因此我建议各位家长，在孩子学龄期前尽量少让其接触电子产品。

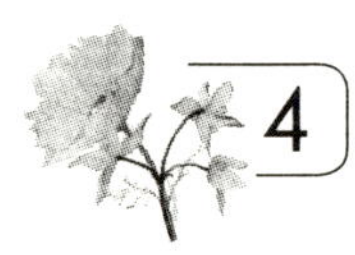

4 不让孩子接地气儿，孩子体质虚弱易得病

偶尔想起儿时的我们，家家户户都住在大院子里，到处疯跑嬉戏很是快乐。现在的孩子们成天住在高楼一个个的小格子里，很少能体会到亲近自然的感觉，孩子们身体越来越差与此脱不了干系。

曾经有位年轻妈妈带着女儿来看脚气，她说孩子的脚气总是反反复复发作，治好了没多久就又出现了。女孩子生脚气很是不优雅，长大了怕影响孩子的生活，于是就找到我这里来治疗。之后她很疑惑地问我："我家里也没人有脚气，孩子也没有出去接触其他地方，怎么会得这个病呢？"我回答她说："你家孩子这是五行缺土。"她听我这么说还以为我会算命，是在开玩笑，问我孩子还缺什么，应该怎么补救。

其实我既不会算命，也不是在开玩笑，小丫头确实是五行缺土。五行中土是克水的，属于正常的五行特征，孩子起脚气在五行中讲就是土不能克水的表现。由于她住在高楼很少与土地接触，五行中的"土"自然就会缺乏，"土行"虚弱就无法克制水，水就会肆意泛滥，流于双足就会生成脚气。以前人们总说，生脚气的人只要脱了鞋到土地里走几圈就治好了，这个说法可是真的灵验。

我给这个孩子开了些补土治水的药，并嘱咐孩子的妈妈多带孩子出去玩耍，这位妈妈听从我的意见，自那之后到现在孩子再没起过脚气。

现在儿科发热的孩子如此众多，与家长的调护不无关系。很多家长们自孩子出生后就很少让孩子出门，生怕宝贝外出后受风寒生病。真是越怕什么来什么，这样的孩子反而经常容易生病。“邪之所凑，其气必虚”，这种容易生病的孩子就是因为表气虚弱，不能抵挡邪气的侵入所致。而表气虚弱的原因就是没有经受大自然的历练。

隋代的名医巢元方曾在《诸病源候论》中写道：“凡天和暖无风之时，令母将抱日中嬉戏，数见风日，则血凝气刚，肌肉硬密，堪耐风寒，不致疾病。若常藏在帏帐之内，重衣温暖，譬如阴地之草木，不见天日，软脆不任风寒。”这就是在教大家小儿的生活起居对体质强壮的重要性。家长们在风和日丽的时候应该让孩子多出来接触大自然的日光、和风，孩子娇嫩的皮肉腠理只有经受自然之气才能变得硬朗强健，才能够抵御外界的风寒邪气。如果孩子经常是在室内抱着各种玩具和伙伴们玩耍，有空调、暖气、房屋的遮蔽，从未经受过自然的洗礼，皮肤腠理肯定是虚弱得不堪一击，稍感风寒就发作为病。

每个孩子都是家人手心的一块宝，生怕拿出来摔坏了、碰碎了，但宝贝只有经历世间的磨难才能真正成为“宝贝”。为了给孩子一个强壮的身体，家长们请抽些时间带孩子多接触大自然，与大自然亲密交流，毕竟那将是他生活一辈子的场所。

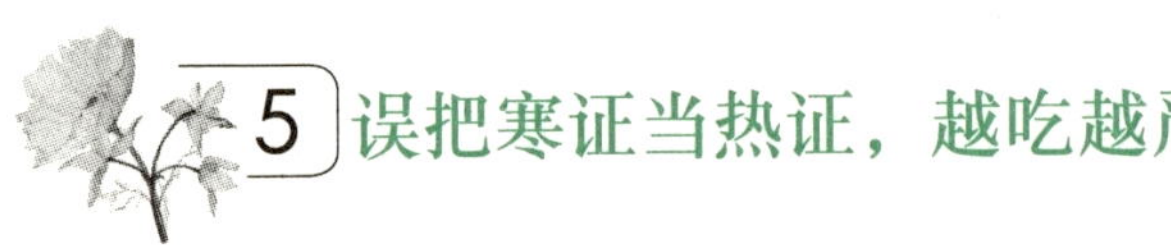

5 误把寒证当热证，越吃越严重

大家都说小孩儿火力大，家长们从小就给孩子吃各种寒凉的食物，甚至有些家长擅自当起了医生，自行给孩子用药，这些行为都给孩子的健康带来了很大的隐患。

去年冬天有位奶奶带着孙女儿来看咳嗽，小姑娘咳嗽了一个礼拜也没好，奶奶带着来我这里吃中药，我给开好了药她们正要走，这位奶奶问我："大夫，自从孩子开始咳嗽就给她吃梨、熬梨水喝，你说现在还用不用吃了？"

我一听这话就心急了，孩子明明是肺寒引起的咳嗽，你还要给孩子吃寒凉的梨，这不是越吃越厉害吗？我赶紧告诉这位奶奶一定不能给孩子再吃梨了。

这孩子的咳嗽发生在冬天，而且清鼻涕直流，把脉时感觉小手冰凉，明显是寒性咳嗽。寒性的病就要用热性的药来治疗，因此我给孩子开的是温肺止咳的中药。梨是寒凉性质的食物，有润肺止咳的功效，适用于燥热咳嗽，寒性的咳嗽如果吃梨就相当于寒上加寒，加重病情。

大家都听说过孩子是"纯阳之体"，但却忽视了"稚阴稚阳"这一点。孩子体内的阳相对于阴来说旺盛一些，但是不管是相对虚弱的阴还是相对旺盛的阳，与正常的成人比起来都是不足的，都还是处于初生状态，非常脆弱，因此称之为“稚阴稚阳”，这个稚阴稚阳是需要好好养护的。好比小火苗，本来就比较微弱，如果还要不停地想法子扑灭它，这火苗一定旺不起来；但如果适当地给火苗添加柴火，它就会越烧越旺。“稚阴稚阳”就像这火苗，如果不断地遭受打击而不好好地养护，也长不成“大器”而影响孩子的身体健康；如果“稚阴稚阳”得到恰当地调养，阴阳也会越来越充足，阴阳足则身体健康。

疾病的寒热对应的就是阴阳，寒性的病就是阳偏弱阴偏盛，热性的病就是阴偏弱阳偏盛，治病就是在调理这阴阳。孩子如果生的是热病，就要用凉药来抑阳扶阴，若错用热药就会使阳更旺阴更弱病情更重。孩子如果生的是寒性的病，就要用热药来抑阴扶阳，若错用凉药就会使阴更旺阳更弱病情加重。那位奶奶就是错用了食物的偏性，导致孩子咳嗽加重。

还遇到过一位妈妈，她家孩子经常打喷嚏、流清鼻涕，这位妈妈以为孩子是爱感冒，一流鼻涕就给孩子吃抗生素治疗感冒。暂且不说抗生素不能治疗感冒，即使能够治疗这孩子也不应该吃。我看过这个孩子，了解他经常打喷嚏、流清鼻涕是过敏性鼻炎的表现，而且是个寒性的鼻炎，应该用热药来治疗。抗生素是属于寒凉的药物，反复给孩子吃不仅治不好这位妈妈所谓的“感冒”，反而会加重过敏性鼻炎，甚至有可能引起鼻窦炎。

看事物要看到其本质，治病也一样要求本。上面的两个例子还算是比较容易区分寒热性质的，还有的孩子虽然看着是在流黄鼻涕、咳黄痰、发热、生口疮、便秘，但本质上却是个寒性的疾病，因此家长们为了孩子的健康最好不要自行用药。一位医生学习这么多年尚且会犯很多医学性错误，何况是从未接触医学的您呢！

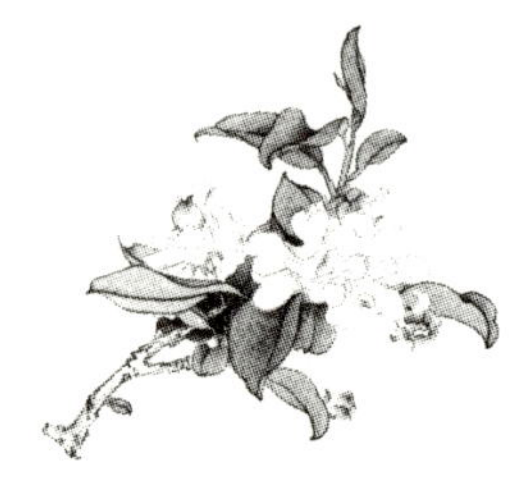

☆ 小儿小病用小方

可能都是因为家里只有一个孩子的原因，现在的家长都有一个共同性，就是害怕孩子生病，一生病就想着带孩子去医院看病、打针吃药。希望孩子快快好起来，自己也不耽误正常的工作和生活。其实这种想法也有很多不合理的地方。

首先要说的是，一般孩子的小病，如感冒、积食、咳嗽、腹泻等，完全可以通过中医的方法调养康复，既相对安全又不伤身体。但是吃西药、输液，虽然能很快缓解症状，但是带给孩子的伤害是比中医治疗要大得多的。

比如说输液，你带孩子去看西医，指标高了肯定是要输液的。但是静脉输液用的液体都是属阴的，性寒凉，反复输液，容易对孩子身体的阳气造成损害，长期累积下来，损伤孩子的肺脾肾三脏的阳气，影响孩子的胃口，孩子就会出现不爱吃饭、吃了不消化、呕吐腹泻等症状，导致孩子免疫力下降，抵抗力越来越差，孩子就更加容易得病，陷入“反复生病反复输液”的怪圈。

还有的家长总是把自己当作医生。孩子感冒发烧是经常碰到的情况，但是90%的感冒是病毒感染造成的，西药抗生素对病毒感染并没有什么作用。在没有并发细菌感染的情况下，根本是不需要用任何抗生素的。可是很多家长不分青红皂白，直接就上抗生素，结果病不见得好，还让孩子身体有了耐药性。

英国曾经有过一篇报道，说大多数西医感冒药都含有15种危险成分，而在对儿童常用的69种感冒咳嗽药的研究显示，这些药对治疗疾病没有明显效果，但却会出现变态反应、影响睡眠以及引起幻觉等副作用，最严重的甚至会导致孩子死亡。

而中医治疗，因为疗效好，副作用小，标本兼治，既能祛除在表的病邪，还能扶正固本，防止反复发作，所以在国外被称为“绿色疗法”。以至于现在很多外国人都不远万里来我们中医院学习中医、针灸、推拿，足以说明我们祖国医学的有效性和安全性是被世界充分认可的。

说到这里，我给各位做父母的朋友列一些我常用的食疗方和推拿方法，孩子生病了，对症施方，不光副作用小，而且对孩子还有保健养生的功效，能起到一举两得之效果。

1. 孩子风寒感冒，喝“姜糖饮”

姜糖饮，也就是生姜红糖茶。只需要把生姜洗净切丝，放入保温杯中冲入沸水，加盖浸泡5分钟，加入红糖溶化就可以了。生姜可以发汗解表、温中止呕。加上红糖不仅可以调味，由于红糖性温，还能协同生姜一起发汗和胃。民间经常用这个方子防治淋雨受寒，驱散风寒的效果相当好。

2. 孩子风寒感冒发烧，“推三关”

推三关（图18）是常用的退热四穴之一。认识三关的穴位，首先要找到阳溪和曲池这两个穴位。阳溪位于腕背横纹的桡

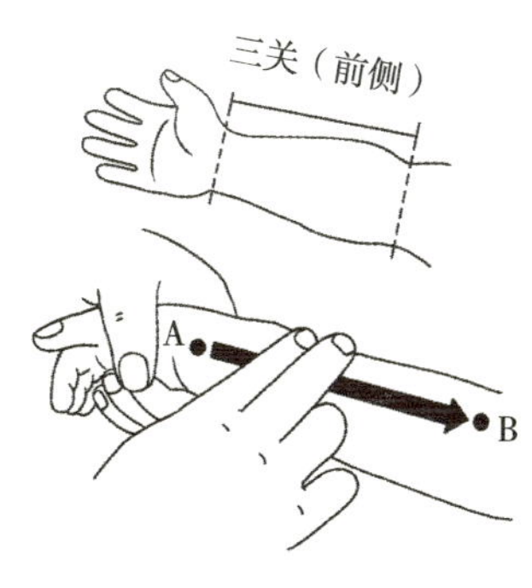

图18　推三关

侧，手拇指向上翘起时，两个肌腱之间的凹陷中。曲池位于人体肘部弯曲时横纹的凹陷处。三关的位置是一条线，位于前臂桡侧，阳溪至曲池穴这两个穴位所连接成的直线。

推的时候，用我们的拇指桡侧面或食中指的指面，自手腕推向肘部，也叫推上三关。方向是从下往上的，一定不能记反。每次推100～300下，能起到快速退热的效果。

3. 孩子风寒感冒头疼，喝“葱白豆豉汤”

取一段带根须的葱白，淡豆豉3 g。将葱白斜着切成小片，加入称好的豆豉，放入两杯水，大火煮开以后，小火再煮5分钟就可以。喝到微微出汗就好，不必全部都喝下，寒邪散去就达到目的了。一般感冒初期的头痛用这个方子，效果都非常好。

4. 孩子风热感冒，喝“三豆饮”

黄豆、绿豆、赤小豆等量，各取200 g左右，一小把大概差不多，淘洗干净后用水浸泡到发涨，然后磨成三种豆混合型豆浆，喝的时候可以加一勺蜂蜜调味，每天给孩子喝两次，早晚各一次。有辛凉解表、清热解毒之功效。

5. 孩子风热感冒发烧，“清天河水”

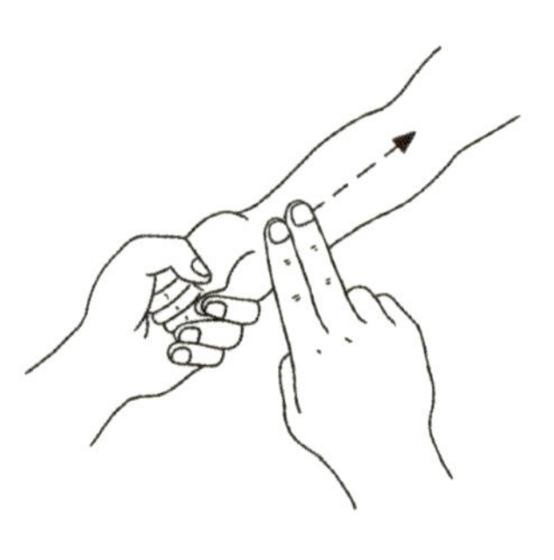

图19　清天河水

天河水（图19）与三关一样，也是成一条线。同样也是先要找到两个穴位，一个是总筋，一个是洪池。总筋位于手掌腕横纹的中点。洪池位于肘横纹的正中。天河水就是位于前臂内侧中线上，总筋至洪池这两个穴位的连线。推的时候用我们的食中指的指面用力，方向也是从手腕推向肘部。这个穴位也是每次推100～300遍左右，具体根据孩子的年龄、病情这些情况决定。

6. 孩子风热感冒咽痛，喝“金银花竹叶水”

金银花竹叶水，做法很简单，只需要金银花6 g，竹叶6 g，将上述两味药用1000 mL左右的开水泡开即可。可以放入一块冰糖，口感会更好一些，孩子容易接受，同时还有清肺火润燥的作用。

7. 孩子积食便秘，“糖炒山楂”

准备山楂250 g，白糖6汤匙，白醋1汤匙。具体做法是把山楂全部清洗干净以后晾干，用小刀把山楂两头的蒂去掉，再沿山楂横着用刀划一圈，将山楂掰开，取出里面的果核。然后在锅里放一点儿水，能把锅底没过一点儿就好，然后倒入白糖，用中火将白糖溶化熬成糖浆，等到糖浆表面的大泡变成小泡泡，说明水分已经挥发得大致差不多，倒入白醋搅拌均匀后关火。最后把山楂倒入不停地翻拌，大概5～6分钟，待表面的糖浆变成白色的糖霜，晾凉就可以了。可以每天餐后给孩子吃一点儿，一般2～3天孩子就能逐渐恢复食欲。

8. 孩子湿疹过敏，“敷土茯苓”

中医认为，湿疹大都跟脾胃和湿气有关，所以土茯苓比较对症，它可以很好地利湿解毒、健脾胃、护肝脏。而且对孩子来说，外敷也比内服更加安全无害。先到中药店买点儿土茯苓，把它研为细末，加上一点儿温开水，外敷在长湿疹的地方，每天换3～4次。一般用药一天后渗液就会减少，三天后可以见到痂皮，一周左右差不多就好了。

其实中医对于儿科常见疾病的方法有很多，都是相对安全有效的，不过需要辨证施方，因为孩子和孩子的体质不同、患病的阶段和严重程度不同，所以用药的种类和药量皆有很大区别。大家只需要记住一些常用的小方，以便在孩子生病时能起到治疗和缓解病情的效果即可，剩下的可以到当地找口碑好的儿科中医看诊。

沈氏女科的传承

沈氏女科全称“上海大场枸橘篱沈氏女科”，始于明初，至今已传承二十一代。其第十九代传人沈绍功1963年毕业于上海中医药大学医疗系，后经国家统一分配到北京中国中医科学院工作，沈氏女科迁居京城，翻开新的篇章。

沈氏女科讲究医德，崇尚疗效，沉积了丰富的经验，成为中医学界的一颗明珠。同时，沈氏女科的传承发展也得到了政府有关部门的大力支持。2012年，沈氏女科学术流派的传承被国家中医药管理局列为第一批全国中医学术流派传承工作室建设项目。2013年，沈氏女科传承保护被列为北京市西城区非物质文化遗产名录项目。2014年崇厚堂沈氏女科疗法被列为北京市第四批市级非物质文化遗产名录项目。继续传承并保护沈氏女科必将对发展中医学术，提高临床疗效做出更大的贡献。

一、学术特征

1.1源远流长

沈氏女科一脉相承，延绵不断，自明太祖朱元璋洪武年间始，至今已传承六百余年，二十一代之久。第十九代传人沈绍功为第三批全国中医药专家学术经验继承工作指导老师，至此沈氏女科首次进入官方名册。

1.2系统全科

沈氏女科在六百余年的传承中，不断总结提高，兼收并蓄，逐步形成了系统性的学术理论，同时在长期的临床实践中，重视理论对实践的指导作用，如针对妇科疾病诊疗时“理、法、方、药”的运用，就是其系统性的具体体现。

沈氏女科不仅诊治妇科病，而且不断完善与发展，行医范围广泛，以妇、内科为主，涉及外科、儿科、肿瘤、肛肠、皮科、骨科、五官各科，除了手法、手术治疗之外，凡处方用药者均予诊治，拓展成了全科中医。

1.3 崇尚医德

沈氏祖辈们注重医德，效仿先哲，治愈一人，不收财礼，只在庄内植杏树一株，以示济世。堂前悬挂金字楹联，上联书“橘井甘泉分来申浦”，下联写“杏林春雨出自山庄”。当年“春雨山庄”杏树成林，气势非凡，遂有“上海大场枸橘篱女科”之美称。沈氏女科第十七代传人沈复来注重医德，凡遇贫苦患者，非但分文不取，兼施药末以解其苦。德艺双馨，有口皆碑，为沈氏女科树立了典范，并立下家训：“为医者要重视病情而轻视钱财”“医家须有割股之心，视患者为亲人，视医技为根本”“医无止境，精益求精”。

1.4 疗效显著

沈氏女科经二十一代的传承发展，不仅擅长应对调经、止带、不孕、不育以及内科疑难杂症，而且在中医全科上累积了丰富的经验及独到的心得体会，临床疗效显著。同时保存了祖传效方近50首，屡用屡效。患者纷至沓来，遍布大江南北。

1.5 与时俱进

沈氏女科在传承中不断吸取古今中医药发展成果来丰富自己，与时俱进。

传承十八代后，不只局限于女性患者，内妇各科、男女患者均纳入了诊治范围。第十九代传人沈绍功先生，在坚持中医辨证论治的基础上，积极吸取西医药学研究成果，强调“中西医配合”，同时发扬沈氏女科学术思想，出版专著《沈绍功中医方略论》，提倡“从痰论治”，虚者“补气祛痰”，实者“痰瘀同治”，治法依证而立，随证而变。同时，还提出了“辨证序列方药诊治冠心病”和“冠心病宜从痰论治”，创建了“病证相配单元组合式分类辨证诊断法”。

1.6 广泛传播

第十九代传人沈绍功1982年担任第5届全国西医学习中医班教研组组长，至今共举办了3届中医急诊研修班、10届高级中医讲习班、6届全国老中医经验传承班、3届沈氏女科学术经验专题讲习班。举办基层医师培训班25期，推广、普及沈氏女科的学术经验，倾囊相授，学员达数千人，嫡传弟子五十余名，受到广大基层医生的尊崇和爱戴。经过三十年的教学生涯，为祖国各地培养了数以千计的出色的中医临床人才。

二、重要价值

其重要价值体现在以下四个方面：

2.1 历史价值

沈氏女科最早可追溯到明代初期，延续至今已有六百多年的历史，是中医药学术流派的重要组成部分，为中医妇科乃至中医药的延续发挥了重要的作用。沈氏女科的传承见证了我国中医药的兴衰史。

2.2 文化价值

沈氏女科是中医药文化的重要载体，其中医德文化和养生文化底蕴尤为丰厚。沈氏历代医家尊崇医德为先的教诲，追求医德双馨，深受患者信赖。养生方面提出“养生先养神”，强调“谨和五味”“起居有常”，通过妙用“药食同源”，意疗与艺疗相结合，以及养生功法来达到抗衰益寿和“治未病”的目的。

2.3 临床价值

沈氏女科崇尚疗效，一切从临床出发，历经逾六百余年的行医实践，积累了丰富的经验，掌握了可信有效的“绝技”，虽然绝非万能，但值得总结、完善、推广、发扬，以便启迪同仁，造福民众，利于患者。

2.4 社会价值

沈氏后代，代代为医，救死扶伤，同时以博大的胸怀广收传人，并将沈氏女科家传之学和不传之秘编撰成册，出版传播，使得沈氏女科的辐射范围逐年扩大，受益人群逐年递增，不仅为中医药的传承工作做出了贡献，也为更多的患者减轻了痛苦，产生了巨大的社会效益。目前，已在北京、深圳、包头、沈阳、石家庄、鹤岗等十二个省市设立了十六家沈绍功学术思想基层推广示范网点，遍布全国东西南北中各地域，使沈氏女科扎根基层，并开花结果，夯实了沈氏女科传承的社会基础，为中医药传承发展，为缓解老百姓长途跋涉进京、解决“看病难、看病贵”的问题起到积极的推动作用。此项活动得到当地老百姓的热烈欢迎，并受到当地卫生主管部门的广泛关注和大力支持。